U0295813

国家中医药管理局中医药国际合作专项项目
"一带一路"中医药国际教育培训基地教材

中醫的文化底色

罗根海 编著

山西出版传媒集团
山西科学技术出版社

图书在版编目（CIP）数据

中医的文化底色 / 罗根海编著 . —2 版 . —太原：山西
科学技术出版社，2018.1（2020.4 重印）
ISBN 978-7-5377-5650-1

Ⅰ . ① 中… Ⅱ . ① 罗… Ⅲ . ①中国医药学—文化—普

及读物 Ⅳ . ① R2-05

中国版本图书馆 CIP 数据核字（2017）第 272671 号

中医的文化底色

出 版 人：赵建伟
编 著：罗根海
责 任 编 辑：张延河
封 面 设 计：吕雁军
出 版 发 行：山西出版传媒集团·山西科学技术出版社
地址：太原市建设南路 21 号 邮编：030012
编辑部电话：0351-4922135
发 行 电 话：0351-4922121
经 销：各地新华书店
印 刷：山西人民印刷有限责任公司
网 址：www.sxkxjscbs.com
微 信：sxkjcbs
开 本：890mm×1240mm 1/32 印 张：7
字 数：150 千字
版 次：2018 年 1 月第 2 版
印 次：2020 年 4 月山西第 8 次印刷
印 数：32001-35000 册
书 号：ISBN 978-7-5377-5650-1
定 价：29.00 元

本社常年法律顾问：王葆柯
如发现印、装质量问题，影响阅读，请与印刷厂联系调换。

医学最早出现的地方

也是人类最繁盛的地方

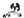

——献给中医学

鸣　谢

本书在编写过程中，曾得到天津中医药大学人文管理学院大力支持；在书稿的整理、电脑编排等方面曾得到安岩峰老师的具体帮助；曹庆果老师也对本书做了多处校正和文字润色工作。在此，编者一并表示感谢。

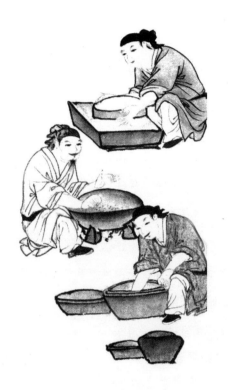

清代画师绘制的中药炮制图

序

于文明

国家中医药管理局副局长

由天津中医药大学编辑的《"一带一路"中医药国际教育培训基地教材丛书》即将出版，可喜可贺。

中医药自古以来就是古丝绸之路沿线国家交流合作的重要内容，并以不同形态成为沿线民众共享共建的卫生资源。随着健康观念和医学模式的转变，中医"治未病"的思想，天人合一、心身并重的整体观，以及在防治常见病、多发病、慢性病、重大传染性疾病中的确切作用日益得到国际社会的认可。屠呦呦研究员因发现青蒿素获得2015年诺贝尔生理学或医学奖、中医针灸列入联合国教科文组织"人类非物质文化遗产代表作名录"、《本草纲目》和《黄帝内经》列入"世界记忆名录"，无不体现了中医药在国际医学体系中的重要地位。目前中医药已传播到 183 个国家和地区，正为促进人类健康发挥着积极作用。

为推进中医药"一带一路"建设，加强与沿线国家在中医药领域的交流与合作，我局于 2015 年设立中医药国际合作专项，天津中医药大学作为首批建设单位积极承担了"'一带一路'中医药国际教育培训基地建设"项目，并勇于开拓，不断创新，在中医药国际教育诸多领域进行了有益尝试，组织了《世界中医教育核心教材》编辑工作，开展了"一带一路"中医师资培训系统建设工作，在泰国建立了中医孔子学院，开展了中医药普及教学和中医体验工作，取得了较好效果。此套丛书也是成果之一，内容涉及中医药理论体系、医疗、康复、中医养生、中医药膳、中医文化等诸多方面。内容深入浅出，通俗易懂，适合大众阅读；理论联系实际，可操作性强，具有实用性。

中医药凝聚着中华民族传统文化的精华，是中华文明与沿线国家人文交流的重要内容，希望丛书的出版，为沿线国家医疗、教育、文化的可持续发展提供借鉴参考，进一步促进与沿线国家的民心相通，为维护人类健康做出新的贡献。

2017 年 5 月 16 日

开拓 21 世纪医学新天地

张伯礼

中国工程院院士
中国中医科学院院长
天津中医药大学校长

对中医学科的属性一直颇多争议。现普遍认为，中医学是具有深厚文化底蕴的中国古代医学学科。有人讲要"剥去中医的哲学外衣"，大谬矣！正是中国古代文化自成独特系统，才有了中医学的文化符号。

早在六千年以前，华夏文明就已进入了较快发展时期。哲学、天文、地理、农学、文学、医学、建筑、军事等学科都在发生、发展、分化，各个学科的知识互相汲取、借鉴、碰撞、融会。经过漫长的发展过程，大约到三千年前，基本形成了各自的学科知识体系，并且有了代表性著作，如哲学的《易经》、文学的《诗经》、医学的《黄帝内经》《神农本草经》、军事的《孙子兵法》等，这些学科构成了中国古代文明的坚实基础，为封建社会发展提供了思想和科技支撑。

中医学是古代科学的一个有机组成部分。它既总结了先人们丰富的实践经验，又努力吸取其他学科知识成果为己所用，不但建立了较系统的理论体系框架，还不断在实践中修订、补充、发展理论内容，使之更加完善。经过漫长的发展历程，中医学形成了自身的特点和优势，并成为一门成熟的古代医学，在保障中华民族繁衍昌盛、维护人民健康中发挥了重要作用，成为中华文明的瑰宝。

时至今日，世界上其他古代医学体系近乎消亡，中国古代科技也已成为历史的辉煌。唯有中医学，经数千年而不衰，历久弥新，至今在医疗、卫生、保健中仍发挥着不可替代的作用。随着疾病谱的变化、老年化社会的到来，世界范围内的健康观念、医学模式都发生了巨大变革。中医学天人合一的自然观、精气神脏腑一体的整体观、治未病和养生保健的积极预防思想、辨证论治的个体化诊疗理念及七情和合方剂配伍的组方策略等，这些思想和方法虽然古老，但是不落后，同时还反映了现代医学发展的趋势。中医学的特色和优势越来越明显，并在我国医改中发挥了重要作用。正如陈竺副委员长所讲："深化医改为中医药发展带来契机，中医药发展为医改提供重要动力。"随着中医药事业的不断向前发展，中医理论及中药使用方法逐渐被世界各国人民接受甚至喜欢。中医针灸已惠及全球160多个国家和地区，中药以膳食补充剂、保健品、药品等不同身份已在近百个国家广泛使用。中医药已成为中华民族对人类文明的又一巨大贡献。

20世纪末，美国科学促进会主席 Wilson EO 在《科学》上发表展望新世纪科学发展前景的文章指出："人类不仅仅是生物学的物种，而且还是文化的物种，我们需要将自然科学和人文科学整合在一起去探索生命。"2014年，中国社会科学院李慎明先生提出：生命科学不属于自然科学或社会科学，应是一个与自然科学和社会科学并列的科学门类。中医学充分体现了自然科学与社会科学的有机结合。正如王永炎院士所言："中医学是以生物学为基础，与理化、数学交融，与人文、哲学渗透的古代医学科学。"

中医学的理论体系和临床思维模式具有深厚的中国文化底蕴。中医学以临床望、闻、问、切四诊合参收集分析人体功能状态信息，借助由表及里、由外揣内的取类比象、演化推理，经过哲学逻辑思维，从整体把握人体功能状态特征及演变规律，判断人体阴阳失衡、脏腑气血偏颇状况，进而制定有针对性的针、药、按摩、食疗、气功等复合干预措施，以达到"以平为期"的目的，使人体"阴平阳秘，精神乃治"恢复健康状态。这种对人体健康的认识和把握是一种独特的认知思维方法。

随着现代科技的发展，以分析还原论指导的现代医学取得了巨大进步，基因组学、蛋白组学和分子生物学取得了长足进展，并逐渐催生出系统生物学。局部与整体相关联、微观与宏观相结合，已成为生命科学发展的前沿和趋势。现代医学检测分析与中医学的宏观把握相结合，将开拓现代医学新的研究领域。陈竺院士讲："科学家应逐步突破中西医学之间的壁垒，建立融中西医学思想于一体的 21 世纪新医学，这种医学兼取两长，既高于现在的中医，也高于现在的西医，值得我们为之努力和奋斗。"

中医学虽然深奥，但并不神秘，只要努力，完全可以掌握其真谛。我校很多留学生经过认真学习，比较系统地掌握了中医基础理论和诊疗方法，在很多国家行医治病，取得了很好的疗效，受到当地群众的欢迎。但学习中医的确要下一番功夫，有的留学生反映，背诵难，理解更难。确实如此，但理解要有技巧，那就是要了解中国文化，特别是古代文化。了解了东方文化的特点和思维方法，往往一通俱通，很多问题就能迎刃而解。古诗云："问渠哪得清如许，为有源头活水来。"也正如习近平主席在澳大利亚孔子学院所讲："中医学是打开中华文明宝库的钥匙。"

罗根海教授《中医的文化底色》一书恰是从中国文化的视角，揭示中医与中国文化的渊源关系。罗先生强调：中国文化多种多样，中医学只是其中一种，系统、通俗地把它告诉喜欢中国文化的各国人民是编写这本书的主要目的。依照传承"有生命力的文化和有历史性文化"的原则，通过诠释中医药的"道"与"术"的哲学、伦理、人文的深奥内涵，彰显中医药治未病、养生保健的积极预防医学思想和无害化及非药物诊疗的绿色优势。通过哲学中医、仁爱中医、预防中医、绿色中医、人文中医五个角度，二十篇文章，御繁为简，深入浅出，以淡雅的文风、通俗的讲解，达到了"让外行读了有收获，内行看了有启迪"的效果，是一本体裁新颖、内容精当、文风淡朴、雅俗共赏的上乘之作，没有扎实的国学底蕴和对中医真谛的把握是难以完成著述的。

罗根海教授是天津中医药大学知名教授，40年来，一直从事医古文和中医文化的教学和研究。十多年来，率先开设中医"人文讲堂"，反响颇佳。罗先生尤尚进德修业，注重为人师表，淡泊名利，辛勤耕耘，为学校语言文化学科建设做出了突出贡献。

今《中医的文化底色》一书即将付梓，我先睹为快，颇多启迪，也愿推介。为示敬怀之情，谨为之序。

于天津中医药大学本部

文化视角下的中医历史和未来

罗根海

　　庚寅孟春，春寒乍暖时节，外研社（外语教学与研究出版社）汉语分社彭冬林社长及编辑李彩霞、丁宁等一行三人，因公务来津。彭社长对我说，目前介绍中国文化的外文书籍逐年增多，涉及面也很广，甚至连介绍有关风水的书都曾出版过，唯有介绍中医文化的书稀缺，鼓励并邀我能在编写完《实用中医汉语》教材后再编写一本能够从文化入手，有启蒙价值的中医文化科普"小"书。历来"大"家"小"书最有品位，而我却离"大"家相距十万八千里，因此不敢冒昧。然而心中窃喜的是过去我曾在教学中开设过《儒学与中医学的对话》选修课，对中医文化有广泛的兴趣和涉猎，并把它定为培养研究生的方向之一。这次与彭社长的意图偶合，愿小试一回。一方面为满足社会的期许，另一方面也需对相关话题做一次系统地梳理。定名为《中医的文化底色》，意为以文化为视角阐述中医的构成和特色，用人文的精神对古老的中医学做一个全新的诠释，使中医文化纳入现代创新文化之中，并使之成为重要组成部分。同时，成为解读中医学的通俗文化读本，了解中医文化的入门之书。两年前，国家中医药管理局在京召开中医药对外交流与合作工作座谈会。当时的卫生部副部长、国家中医药管理局局长王国强在会上指出，要做好中医药对外交流与合作工作，就是要在传播中医文化的基础上，推广中医理论……（见 2010 年 7 月 30 日《中国中医药报》）

中国文化的样式是多种多样的，中医学中的文化只是其中的一种。全面、准确、通俗地把它告诉给喜欢中国文化的各国人民是编写这本书的主要宗旨。

文化有分有合，各种具体的文化滋乳于整体的文化现象并体现着整体文化的特征。中医文化也不例外，它是传统文化的重要组成部分，是蕴含在中华民族的健康理念和诊疗技术中的文化。要写出能体现其文化精华的"小"书，非开阔视野，"捐众贤之沙砾，掇群才之翠羽"（王焘《外台秘要·序》）不可。

文化也有"新陈代谢"，历史也有历史的逻辑。笔者认为，中医文化同其他传统文化一样也分三个部分，即有生命的文化、有历史价值的文化和死亡了的文化。因此，没有现代价值和历史意义的文化是应该摒弃的东西。

纵观历史，文化需要与时俱进，需要自省。随着社会的发展和进步，经济一体化、社会法制化改变着原有的文化结构，也将会让我们重新认识传统文化，包括中医文化的长处和局限性，以便催生社会发展的文化动力。但我们不能苛求历史，就如同今天相对于未来，我们也不能做到十全十美。关键是不要割断历史和传统，因为历史不完全是一堆灰烬。今天有今天的生活时尚，历史有历史的生活时尚，永恒的是历史不会停止它的脚步。

浓缩和提炼有特色的中医文化是一件困难的事情，不仅要有国学底蕴而且对中医有深刻的体悟，还要求浓缩和提炼出的中医文化归于平淡。而平淡是另一种高雅，也是美学中的另一种高规格，这正是古圣贤所谓的"大味必淡，大音必希"（扬雄《解难》）的道理。本书力戒的是为追求平淡而使本书堕入那种外行读不懂，内行看了又感觉浅薄的两头都不讨好的尴尬（音 gāngà）。努力达到外行读了有收获，内行看了有启迪的效果。依照传承有生命的文化和有历史价值文化的原则，从社会文化为中医药提供的条件出发，通过透视中医"道"与"术"中的哲学、伦理、民俗学内涵，全面阐释中医学的价值取向和社会作用，是这本《中医的文化底色》的主要内容。本书特设"哲学中医""仁爱中医""预防中医""绿色中医""人文中医"五个板块，共二十篇文章予以解读，属散文性的科普书籍。

中国传统文化源远流长，依托于中国传统文化的中医文化也闪烁着中华文明的源头活水中的精华，秉承和保留着它的文明因子，是中国优秀传统文化的一部分，体现着中国古代先民的生存智慧和经验。守护中医文化，就是守护传统的精神家园。

"文明以止，人文也"（《易·贲·象》）。中医中的文化是东方民族文明的体现，是使生命科学生生不息的火种。只要中国文化不亡，中医学就不会灭亡。

于津门佳怡公寓

目录

楔子：中医是什么？

壹 ◎ 哲学中医

了解了中国古代哲学思想，便掌握了理解中医学的钥匙。

贰 ◎ 仁爱中医

中医学是浸泡在伦理之中的医学，

中国伦理给中医学输入了无穷的营养。

叁 ◎ 预防中医

中医学讲究养生，重视对疾病的预防。

是忧患意识给中医学插上了"治未病"养生的翅膀，

让"天人合一"思想有了落脚点。

肆 ◎ 绿色中医

绿色代表生机、生命与健康。无害化诊疗代表未来，

让患者医疗感受由恐惧变为一种享受是一个目标。

伍 ◎ 人文中医

健康是一种修养，是一种文明，是一种文化，

归根到底也是一种生活方式。

后 记

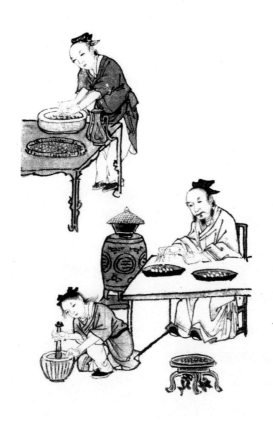

清代画师绘制的中药炮制图

楔　子：

中医是什么？

　　中医是什么？是"生生之具"（使生命生存的工具），还是文化？是"道"，还是"术"，或两者兼而有之？古来众说纷纭，真是仁者见仁，智者见智。其实，中国的中医学更像是一块金币，具有两面性，一面是它的自然科学属性，如对病因、病机、经络、诊治、药理的认识；另一面则是它的人文科学属性，即渗透到中医学中的哲学、伦理学精神及民俗、民族心理等内容，而且这两方面的融合又是那么的水乳交融。中医学不仅是一项技术，而且还是一种文化、观念、素养。这种由纯粹的自然科学与中国文化的连接、交叉和融合是中医学渐进发展的一种趋势。对于中医来说，中国人既生活在对它的记忆里，也生活在现实的对它的感受之中。它既是古老的，也是现代的。

　　"文化"一词随着人们物质生活的不断富裕，渐渐地升温。特别是近三十年，这一词汇不绝于耳，出现的频率也多了起来。但很多人却感到"文化"概念似海市蜃（音shèn）楼，若隐若现，飘忽不定。即常出现在眼前，却又抓不住。

就中医文化属性而言，究竟什么是中医文化？中医学的文化属性属于哪个层次的文化？我们先来给文化下个定义。给文化下定义是很困难的。截至目前，给文化下的定义大约有二百余个，但我以为程裕祯先生给文化下的定义逻辑层次清晰、概括全面、表述通俗、接近生活、便于掌握。他认为："一般说来，人们把文化分为三个层次，即观念文化、制度文化和器物文化。所谓观念文化，主要指一个民族的心理结构、思维方式和价值体系，它既不同于哲学，也不同于意识形态，是介于两者之间而未上升为哲学理论的东西，是一种深层次的文化；所谓制度文化是指在哲学理论和意识形态的影响下，在历史发展过程中形成的各种制度，如宗法制、姓氏制、婚姻制、教育制、科举制、官制、兵制等；所谓器物文化是指体现一定生活方式的那些具体存在，如园林、住宅、服饰、器具等，它们是人的创造，也为人服务，看得见，摸得着，是一种表层次的文化。"① 需要补充的

① 程裕祯 . 中国文化揽萃 [M] . 北京：学苑出版社，1989.

还应有第四层面的文化，那就是非物质文化形态，如方言、某种技艺、民间音乐、舞蹈、传统戏剧、曲艺，还应包括传统医学，如诊疗技术、针灸技术、中药炮制方法等，这正是中医学具有文化属性一面的有力佐证。

由此，可以得出这样的结论：中医文化是依附、融合在中医学理论及其诊疗技术中的文化，它随医疗实践而产生，随医疗实践的发展而升华，并对中医学发展有承前启后的推动、引导作用。中医文化，既体现着中国优秀传统文化精神，又包容着中医学特有的健康思想的智慧。

中医学是一种地道的、本土的、原创性科学，是扎根于中国文化土壤中的一枝奇葩（音 pā），因此它具备中国文化的全部特征及各个层次的文化属性。以"元气论"为例，这种哲学理论曾经在公元前 2 世纪前非常流行，"气"成为一种普遍的概念，认为人的身体是由"气"构成的。例如，当时道家学派的哲学家庄子就认为："人之生，气之聚也，聚则为生，散则为死。"[①] 法家学派的哲学家荀子提出，天

① 王先谦.诸子集成（三）[M].北京：中华书局，1954.

地万物（包括人）都是由"气"构成的，"水火有气而无生（生命），草木有生而无知（感知），禽兽有知而无义（义气），人有气有生有知，亦且有义"①。这种与人密切相关的"元气论"也影响到当时维护人的健康的中医学。中医学理论渊薮（音 sǒu）《黄帝内经》，书中仅由"气"构成的词目就有996条②，有表示人体功能的心气、肺气、营气、卫气；表示维持人的正常活动和防病康复能力的正气、元气、宗气；表示致病因素的邪气等十余种不同功能的概念。这时哲学意义的"气"被医学家所移植。

中国文化具有会通和合的精神，要求在各种技艺面前，人们的知识更加广泛、包容，既要懂得自然科学，也要懂得人类社会，中医学就是体现这种精神的技艺之一。会通和合的精神源于"天人合一"的宇宙观，与传统的"观物取象""取象比类"的思维模式相关，再加

① 王先谦．诸子集成（二）［M］．北京：中华书局，1954.

② 张登本，武长春，等．内经词典［M］．北京：人民卫生出版社，1990.

上中医长期停留在经验的阶段，这就造成中国人喜欢做宏观的概括和模糊的表述。不能指望中医里许多概念都可以凭借我们的眼睛见到，因为它表述的往往不是解剖意义上的概念，更多的是它的功能。原本哲学概念的"气"，被转移用在表示生理、病理、功能的人体科学之中，这时的"气"，仍带有概念宽泛、词义模糊、概括力强的特征。否则，中医学怎么会有那么多由"气"构成的词目呢？

人类已进入 21 世纪，医学发展突飞猛进，世界各国既有共同的医学理论，也有独特的民族传统医学，这些都是人类的共同财富。"平心而论，中西医学各有长短：中医'精于穷理，拙于格物'；西医观察精微，忽略全体。所谓'中医致广大，西医尽精微'者是也。换句话说，西医以科学为主，重视实验；中医以哲学为主，重视诊断。"[1] 以上这段论述可作为对中西医文化比较的参考。然而，所述中医学之特点，背后无不有中国优秀传统文化在支撑。

---

① 史仲序.中国医学史［M］.台北：台北正中书局，1997.

哲学家汤一介先生认为："中国医学有其独特的传统，有着特殊的理论体系，使用着特殊的医学名词概念，尽管有些理论和成就我们还不能做出明确的科学解释，但既然在医疗实践上能取得良好的效果，它肯定反映了事物本质的某些侧面，包含着相当深刻的道理。"①

从世界医学发展的角度看，它应经历原始医学、经验医学和生物医学等几个发展阶段。随着社会的进步、医学模式的转变，人类呼唤的人文医学时代会在不久的将来出现在我们面前。中医学既有经验的特征，又有人文医学的诸多特点，因此，它既是传统的，也是超前的医学，人类有权得到共同享用。

主题词：中医文化　会通和合

---

① 汤一介.中国传统文化中的儒道释［M］.北京：中国和平出版社，1988.

壹．哲学中医

了解了中国古代哲学思想，
便掌握了理解中医学的钥匙。

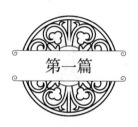

第一篇

"道"法自然，"天人合一"

阅读提示："天人合一"思想是中医学理论的支柱思想，古代医学家视人体为小宇宙；中国古代先民是朴实的农耕民族，自古就对自然现象十分崇拜和敬畏；顺应自然是中医学健康理论的基本出发点和归宿；在"天人合一"思想引领下，中医学形成了几种独特的思维方式。

　　"天人合一"是中国古代哲学家、思想家长期讨论的一个哲学命题，也是中医学理论的支柱思想，是中医病因学、诊断学、治疗学的出发点和归宿。如"外感六淫，内伤七情"的发病机理，

"表里""虚实""寒热""阴阳"的八纲辨证原则及"春夏养阳，秋冬养阴，以从其根"的观点，都与"天人合一"的理论相关。

与西方哲学家苏格拉底和柏拉图地位相似的中国自然哲学家老子曾有一句名言叫"'道'法自然"[①]，意思是"道"的本性就是自然。而且老子认为，宇宙间有四大，即"道"、天、地、人四者，人是四大之一。[②] 可见人与天、地、自然有某些共性的东西。中医学就是从人与天、地、自然某些共性的东西中去寻找疾病发生、发展和治疗规律的。公元1世纪的汉代人就曾把天下的书籍分成七个大类[③]，其中就有数术类和方技类。数术类书籍包括天文、历法、五行相术、占卜等，这类书籍是对天、地、自然之道的研究，被学者称为是对大宇宙的认识。而方技类书籍就是我们今天所说的医学类书籍，包括医经、经方、房中和神仙。用现代的话来说就是医学理论、中医的经验方、性医学理论和养生（长寿）秘诀等。那时人体被视为是"小宇宙"，这类对生命"人"的认识和研究，就被看作是对"小宇宙"的认识和研究。可见中国古代医学家一方面认为，人的生命是自然的一部分，人与自然要和谐相处；另一方面认为，人的生命存在要顺应自然规律，才能保全人的天性，

① 老子.老子道德经（上篇）［M］.北京：中华书局，1954.

② 同上。

③ 〔汉〕班固.汉书·艺文志［M］.北京：中华书局，1954.

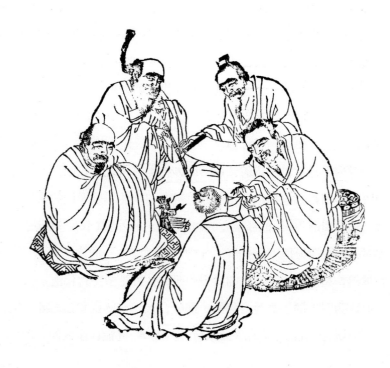

"天人合一"观

"天人合一"是中国古代哲学家、思想家长期讨论的一个哲学命题，也是中医学理论的支柱思想，是中医病因学、诊断学、治疗学的出发点和归宿。

达到健康、长寿。

"道"在汉语词汇中有许多义项，是个多义词，原本指道路的"道"，又可引申为"道德"和"方法"的意思。在古代哲学著作中，它又可泛指理论、原理、学问等一类层次较高的东西。本文所说的"道"是专指医道而言，"'道'法自然"只是借助老子的这句哲学名言，寓以医道依自然而立，"天人合一"的哲学命题罢了。

中国自古就是以农为本的国家，古代先民是朴实的农耕民族，因此形成了"勤勉务实""刚健有为""天人协调"等中国文化的基本精神。重视实践，遵从生活经验的民族性决定了中国早期科学的实用性、经验性特点，其中农学、医学、天学、算学是中国人独自创造的科学技术体系中的四大核心科学，他们都与大自然紧密相连。由于农耕生产离不开自然环境和条件，这就造成了古代先民对天、地等自然现象的崇拜和敬畏。古代的医学家把这种思想带进医学领域，就形成"天人合一"的医学观念。最初人们认为疾病是由"天帝所降""鬼神作祟（音 suì）"造成，于是企盼出现能够与天、地沟通的人，那就是巫，因此中国早期医学也与许多国家一样有过巫医的阶段。巫医的出现并不完全是坏事，她是科学之母 [①]，是人类"童年"时代的产物，她与科学医在战

---

① ［英］弗雷泽 . 金枝［M］. 北京：新世纪出版社，2006.

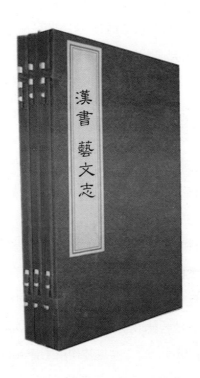

《汉书·艺文志》

公元1世纪，中国古人把天下的书籍分成七个大类，既有研究天、地、自然之道的术数类图书，也有包括医学在内的方技类图书。

胜疾病的目的上是一致的，只是巫医背离了真实的方向，而经验的积累，否认了巫医的一切，这时的医学也就开始进入科学发展的阶段。

其实，有什么样的病因学说，便有什么水平的医学。如温病学说产生后，人们就开始关注那些地域性、季节性、流行性的传染疾病，这样就扩大了中医治疗的范围，发展了中医诊断和治疗的方法。巫医时代结束后，"六气"[①]（阴、阳、风、雨、晦、明）致病学说取代了"鬼神作祟"的说法，人们逐渐扩大了原有的天气变化与人的疾病有密切关系的认识，认为"善言天者，必有验于人"[②]，意思是善于谈论天道的，必能把天道验证于人。还认为，阴阳四时（即四季）是万物的终始、死生的本源，人类只有顺应它，才不会患病。[③]怎么顺应自然呢？中国先民认为，春、夏两季，阳气生发，并达到最旺盛的阶段，这是自然规律，人要顺应它，

---

① 此"六气"出自《左传·昭公元年》，与后来中医学理论所讲的"六气"（风、寒、暑、湿、燥、火）有所不同。

② 参见《黄帝内经·素问·举痛论》。注：本书所有关于《黄帝内经·素问》的内容皆参考自郭霭春编著的《黄帝内经校注语译》一书（天津科学技术出版社，1981年12月第1版，1999年7月第2次印刷）。

③ 《黄帝内经·素问·四气调神大论》："故阴阳四时者，万物之终始也，死生之本也，逆之则灾害生，从之则苛疾不起，是为得道。"

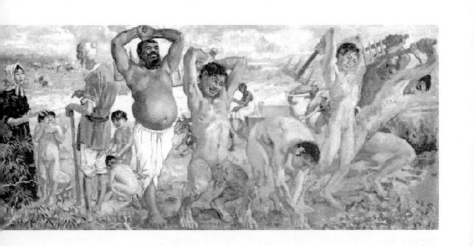

徐悲鸿《愚公移山》

中国自古就是以农为本的国家，古代先民是朴实的农耕民族，因此形成了"勤勉务实""刚健有为""天人协调"等中国文化的基本精神。

就要保护好阳气。而中医又认为，肝是阴中之阳，心是阳中之阳，所以春、夏两季要养肝、养心，护肝、护心。秋、冬两季，阳退阴生，并达到阴气最旺盛的阶段，人要顺应自然，就要保护好阴气，这也是自然规律。中医又认为，肺是阳中之阴，肾是阴中之阴，所以秋、冬两季要养肺、养肾，护肺、护肾。如此，一年四季岂不平安、健康吗？自然之道与生命之道同道就是如此。

"天人合一"思想含有如下几个特点的思维方式：

1. "天人合一"表现为从宇宙总体上观察事物。把它运用到中医学理论上，就形成了中医理论的整体思维观念。中医常把人体的各个器官看成是一个有机联系的整体，所以有"呕哕（音yuē）发下焦之间"的诊断，就是说中焦脾胃有了疾病，如干呕和呃（音è）逆等症，却要诊察处在下焦位置上的肝和肾是否有了毛病。中医认为，如果二便通畅，上述病症即可消除。①

2. "天人合一"思想把人看作是整个宇宙的中心，人是最宝贵的，也是有极强能动性的。对于天，也就是自然来说，人可以去适应自然，中医学以保护人的生命作为自己的医学目的，提出了积极的"治未病"思想，而不是消极地等待疾病的到来，使中

---

① 参见〔晋〕王叔和《脉经·平呕吐哕下利脉证》。据清光绪癸巳年邻苏园覆宋本。

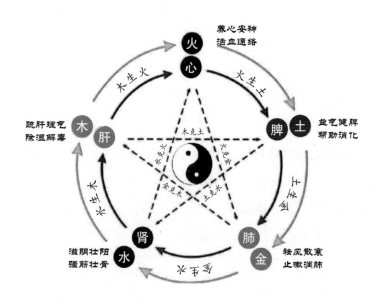

养心安神
活血通络

木生火

火生土

火
心

疏肝理气
除湿解毒

木
肝

木克土

脾
土

益气健脾
帮助消化

木克火

火克金

金克土

水生木

金克木

土克水

肾
水

滋阴壮阳
强筋壮骨

水克火

肺
金

祛风散寒
止嗽润肺

水生金

金生水

五脏与五行、五时、五气的对应关系及四季养生要点

中国先民认为，阴阳四时（即四季），是万物的终始、死生的本源，
人类必须顺应它，才不会患病。

医学更具人性化。

3."天人合一"把天和人都看作是恒动的，如自然界的四季更替，人的生、老、病、死等。在对疾病的认识上，中医承认疾病的阶段性、病人个体的特异性，因此，治病根据病情的不同阶段，"治病求本"，或"逆治"，或"从治"①；根据个体的特异性，或"同病异治"，或"异病同治"，都能取得良好的疗效。

在了解和学习中医学的过程中，你会重新认识并找回自己在自然中的位置。自觉把自己融入大自然之中，顺应、敬畏大自然，利用、享受大自然给予人类的恩赐。

主题词："道"法自然　"天人合一"

———————————————

① 参见《黄帝内经·素问·标本病传论》。

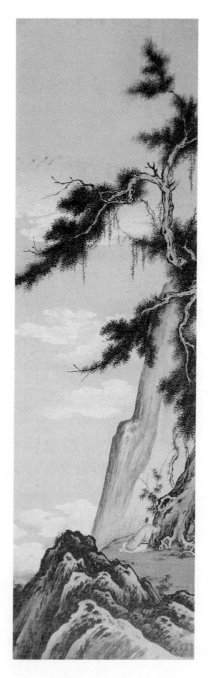

"天人合一"是中医学的重要特征之一

　　"天人合一"思想把人看作是整个宇宙的中心，人是最宝贵的，也是有极强能动性的。

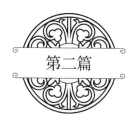

人体一太极

阅读提示：儒、道两家对宇宙本源的认识和论述"和而不同"；阴阳指事物的属性，代表两种对立事物的符号，是抽象的概念；中医学用阴阳来说明人体的组织结构、生理功能和病理变化；中医学取用的是《易经》"取象比类"的思维方式；从"观物取象"到"取象比类"，在思维方式上，羲、黄同理；中医学期待理论上的创新。

中国古代儒、道两家的哲学思想都包括对宇宙起源的探讨，

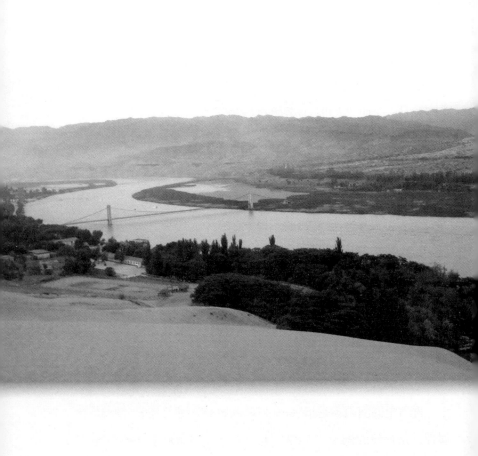

阴阳学说是中国古代先民经过长期观察大自然及各种事物所创立的一种哲学学说

阴阳的变化，是一切事物生成的原始，包括生命体，而且中国古代医学圣人在谈论人体的形态时，开始用阴阳分别命名人的脏腑，用来说明人体的组织结构、生理功能和病理变化。

儒家主要在一本叫《易经》（亦名《周易》）的书中讨论过，道家在一本叫《老子》（亦名《道德经》）的书中讨论过，只不过这两大学派的认识和论述"合而不同"，有些差异罢了。

阴阳学说是中国古代先民经过长期观察大自然及各种事物所创立的一种哲学学说。它在《易经》一书中得到记载，书中说，宇宙本源是一个叫"太极"的东西，"太极"由阴和阳两部分组成，阴阳此消彼长的变化，产生寒与暑的四季更替。四季中又有天、地、雷、风、水、火、山、泽八种自然现象，古代先民用这八种自然现象的交替变化，来判定事情是"吉"，还是"凶"，也就是测度未来的发展、变化。代表这八种自然现象的分别由阴、阳两种符号交替变化而画成，俗称八种卦象（即后面要介绍的八卦）。可见，在这里阴、阳是一种代表两类对立事物的符号。而《老子》一书则认为，宇宙的本源是独一无二的"道"，"道"可分为阴、阳，阴、阳相合形成一种均衡和谐的状态，还可产生万物，万物背朝阴而面向阳[①]。

哲学中的阴阳不是指宇宙中具体的自然物质，而是指物质的属性，是抽象的概念。因此，凡是内向的、软弱的、晦暗的、下

---

① 《老子（下篇）》："道生一，一生二，二生三，三生万物，万物负阴而抱阳。"（陈鼓应.老子注释及评介［M］.北京：中华书局，1984.）

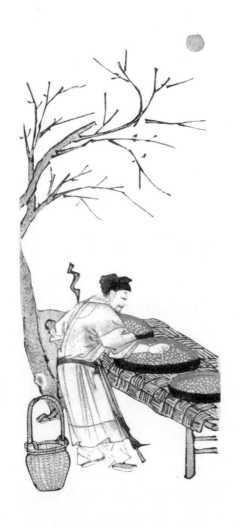

中医运用阴阳学说诊断疾病、指导养生、治疗疾病

有人说："医源于《易》。"意思是说，中医学的理论来自《易经》的阴阳理论。严格说来，这句话是不够严密的，因为《易经》不是专为中医学而创作的，而是用来解释整个宇宙的。明代著名医学家张景岳说："医得《易》之用。"意思是说，中医借用的是《易经》的思维方式。

降的物质属性就是阴；而与阴相反，凡是外向的、坚强的、明亮的、上升的物质属性就是阳。如：天是阳，地就是阴；白天是阳，夜晚就是阴；夏天是阳，冬天就是阴，等等。总之，阴阳无处不在，无处不有，它是宇宙万物普遍存在的矛盾现象。

阴阳的变化，是一切事物生成的原始，包括生命体，而且中国古代医学圣人在谈论人体的形态时，开始用阴阳分别命名人的脏腑，用来说明人体的组织结构、生理功能和病理变化。[①] 根据阴阳的属性，从整个人体来说，人的体表是阳，体内是阴；从人的躯干来说，背部是阳，腹部是阴；从脏腑来说，胆、胃、大肠、小肠、三焦、膀胱等六腑属阳，而肝、心、肺、肾、脾等五脏属阴。就是五脏之中又可分出阴阳来，如心、肺属阳，肝、脾、肾属阴。具体到每一个脏腑，又有阴阳的区分，如肾有肾阴、肾阳的区分。此外，中医学还认为：阴主静，可以代表人体的物质基础；阳主动，能反映人体的运动和功能。[②] 总之，人体离不开阴阳。古代医学家眼中的人体就是一个有阴阳属性的"小宇宙"。

---

① 《黄帝内经·素问·阴阳应象大论》："阴阳者,万物之能始也。""帝曰：余闻上古圣人，论理人形，列别脏腑。" 又，《黄帝内经·素问·宝命全形论》："人生有形，不离阴阳。"

② 《黄帝内经·素问·生气通天论》："阴阳离决，精气乃绝。"

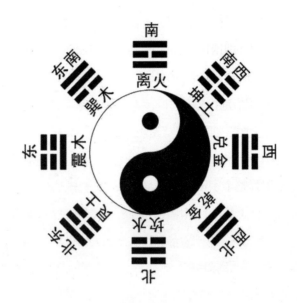

八卦图像

《易经》运用八卦来喻示事物的道理和变化，而古代医学家则把《易经》的思维引入医学思想，从而建立起医学的理论体系。

用阴阳学说分析人的身体有什么意义呢？首先，中医学可以借助阴阳学说来诊断疾病。中国古代医学家告诉我们说，人在健康的时候，阴阳是平衡的；人生病的时候，阴阳就不平衡了。如果阴偏盛了，人的阳就会受到损害，阳不足了，人的四肢总是感觉不够温热，并产生一些因阳不足而造成的疾病；如果人的阳太盛了，人的阴就会受到损害，阴不足了，人体就会产生燥热。总之，只有人体的阴阳平衡了，身体才会感到舒服，人就会处于健康的状态。其次，中医学借助阴阳学说还可指导养生和临床治疗，是治病、用药的理论依据。为此，有人说："医源于《易》。"意思是说，中医学的理论是来自《易经》的阴阳理论。严格说来，这句话是不够严密的，因为《易经》不是专为中医学而创作的，而是用来解释整个宇宙的。明代著名医学家张景岳说："医得《易》之用。"[①] 意思是说，中医借用的是《易经》的思维方式。

那么，《易经》是什么思维方式？一般来说，叫"取象比类"。这里的"取象"是一个意思，"比类"又是另一个意思。为什么先要"取象"？因为中国古代先民认为天下的事太复杂了，于是就要立象，换句话说就是要建一个模型，来解释古人眼中的世界，用它预示事物的吉凶、变化的道理。那么"象"是从哪里来的呢？古代先民根据自己多年积累的经验，观察天地之间的事物和飞禽走兽身上的纹理，创作出的八种卦象，由表示阴阳的符号组成，

---

① 参见〔明〕张景岳《医易义》。

简称八卦。八卦是一种喻示事物道理和变化的象征性符号。卦本原始文字，后来才用之于卜筮。最早出现的文字就是象形文字。汉·许慎说："画成其物，随体诘诎（音 jiéqú）。"意思是说，画成自然之物，随着自然之物的弯曲而弯曲，于是写山画山，写水画水。按照此理，万物的变化就融入八卦之中了。这个过程也叫作"观物取象"。可见"象"是一种思维方式，是一种把复杂事物简化，并把被简化的事物概括为一种简化符号的过程。那么古人在"观物"中究竟看到了什么"象"，换言之，就是古人通过"观物取象"获取了什么样的世界观？我们从《易·系辞》里知道，古人看到的是一个"生生不息""循环往复""运动不息"的世界。人体也是极其复杂的，用什么表示人体各器官复杂的关系呢？古代医学家的做法是，把《易经》中"象"的思维引入到对人体、生命现象的医学思想，从而建立起医学的理论体系来。为什么要这样做呢？古代医学家认为阴阳学说是宇宙间大道理，也是生命体生长、毁灭的根本①，即自然之道与生命之道。因此，人和天地、阴阳是相应的，用阴阳表示人体各脏腑器官、生病原因、治疗原则也是适宜的。至于"比类"，就是"类比"的意思。《易经》中类比的是宇宙自然和人类社会中的事物，而医学中类比的是人体各脏腑、器官和某种状态。说到这儿，我们应该明白了，《周易》的"取象比类"是认识自然和人类社会一切对立物象的思维模式，

---

① 《黄帝内经·素问·阴阳应象大论》："阴阳者，天地之道也……生杀之本始。"

中医学中的"取象比类"是认识人体和生命的对立物象的思维模式，两者的思维模式都是一样的，只是针对的对象不同罢了。后来，著名医学家张景岳把"天地之易"（即"易道"）又称之为"外易"，把"身心之易"（即"医道"）又称之为"内易"。两者还是有区别的。

学习医理，必先了解"易"理。阴阳学说曾经给中医学理论的形成起到了奠基的作用，然而随着科学的进步、人类疾病谱的变化，医学实践会给古老的中医理论增添新的变革的动力。理论创新已经成为中医学继续发展的新课题。

主题词：阴阳学说　取象比类

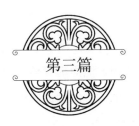

第三篇

"中庸"的医学

> 阅读提示：做事"中庸"，是几千年来儒家传统道德准则和思想方法；中医学吸纳了"中庸"的思想，认为"生病起于过用"；"过则为灾""过当则伤和"的历史教训；"致中和"不仅是做事的道理，也是中医诊治原则。

中国人凡事都讲求"中庸（音 yōng）"，即不偏不倚，恰到好处，无过与不及，以和为贵。相传这是上古时的尧帝让位于舜帝时所强调的治理社会要"允执其中"的理念，也就是"中庸"的意思。

这是最早的"中庸"思想。后来孔子（公元前552~前479）继承了这种思想，并把它系统地加以发挥，成了孔子为人处世的重要的道德标准和思维方法。有一天，孔子的学生子贡询问老师说："子张和子夏两个人谁更强一些呢？"孔子说："子张呢，有些过分；子夏呢，有些赶不上。"这时，子贡说："老师的意思是说子张更强一些吗？"孔子回答说："过分和赶不上同样不好。"可见，孔子为人处世的标准是中正适度、恰到好处。① 再以后，孔子的这种思想由他的孙子（也是儒家的传人）子思② 所继承。子思把"中庸"与人性道德联系起来，认为"中也者，天下之大本也；和也者，天下之达道也"。③ 意思是，"中"是天下最大的根本，"和"是天下共行的普遍规则（达道）。达到了"中和"的境界，天地便各在其位，万物各得其所，生长发育。子思把这一思想记载在一本叫《中庸》的哲学书籍里。宋人把《中庸》《论语》《孟子》和《礼记》中的《大学》放在一起，另外取了个名字，叫《四书》。

在中医学形成的过程中，"中庸"的思想很快就被中医学所吸纳和资用。现存最早、最完备的中医理论书籍《黄帝内经》中

---

① 杨伯峻.论语译注［M］.第2版.北京：中华书局，1980.

② 孔子生鲤，字伯鱼。鲤生伋，字子思。子思学于曾子。孟子是曾受业于子思的门人。

③ 〔宋〕朱熹.四书集注·中庸［M］.上海：上海共和书局.

中庸

中者不偏不倚無過不及之名庸平常也

朱熹集註

子程子曰不偏之謂中。不易之謂庸。中者天下之正
道。庸者天下之定理。此篇乃孔門傳授心法子思恐
其久而差也。故筆之於書以授孟子。其書始言一理。
中散為萬事。末復合為一理。放之則彌六合。卷之則
退藏於密。其味無窮皆實學也。善讀者玩索而有得
焉。則終身用之有不能盡者矣。

天命之謂性率性之謂道修道之謂教。

命猶令也。性即理也。天以陰陽五行化生萬物，氣以成形，而理亦賦焉，猶命令也。於是人物之生，因各得其所賦之理，以為健順五常之德，所謂性也。率循也。道猶路也。人物各循其性之自然，則其日用事物之間，莫不各有當行之路，是則所謂道也。修品節之也。性道雖同，而氣稟或異，故不能無過不及之差，聖人因人物之所當行者而品節之，以為法於天下，則謂之教，若禮樂刑政之屬是也。蓋人之所以為人，道之所以為道，聖人之所以為教，原其所自，無一不本於天而備於我。學者知之，則其於學知所用力而自不能已矣。故子思於此首發明之，讀者所宜深體而默識也。

道也者不可須臾離也。可離非道也。是故君

《中庸》

中国人凡做事都要讲求"中庸（音 yōng）"，即不偏不倚，恰到好处，无过与不及，以和为贵。

就说："阴平阳秘，精神乃治。"[①] 意思是，阴阳平衡了，身体才处于正常健康的状态。而"生病起于过用，此为常也"[②]，就是说，无论是饮食、情志、劳作，还是服用的药物，都不能太过，如过度，生病那是一定的。就是极平常的生活行为也是这样，如"久视伤血，久卧伤气，久坐伤肉，久立伤骨，久行伤筋"[③]，就是说长久地目视，则劳心而伤血；长久地卧睡，则劳肺而伤气；长久地坐着，则劳脾而伤肉；长久地站着，则劳肾而伤骨；长久地行走，则劳肝而伤筋。中医学把某方面太过叫作"阴阳失衡"。书中还比喻说，如果阴阳失去平衡和协调，那就像一年之中，只有春天而没有秋天、只有冬天而没有夏天一样。在此理论的指导下，中医学早期的病因学说就认为"六气"（即风、寒、暑、湿、燥、火）太过是人患病的外部原因，如阴太过就会形成寒病，热太过就会造成喘、渴的疾病；"七情"（喜、怒、忧、思、悲、恐、惊）太过是人患病的内部原因，如过喜伤心、大怒伤肝等；就是某种口味过重也会对身体健康有影响，如"多食咸，则脉凝泣而变色；多食苦，则皮槁而毛拔；多食辛，则筋急而爪枯；多食酸，则肉胝（音zhī，皮厚之意）而唇揭；多食甘，则骨痛而发落"[④]。

---

① 参见《黄帝内经·素问·生气通天论》。

② 参见《黄帝内经·素问·经脉别论》。

③ 参见《黄帝内经·素问·宣明五气篇》。

④ 参见《黄帝内经·素问·五脏生成篇》。

能过化谪以伤瞧耳○此五者因此凡阴阳之要阳密乃固　　　　阴阳
在瘦补上为清浊之于今次於此者於　　　　之要
生强卧而能入民此调阳不妄泄分乃
冬无夏○秋有冬无夏绝於生成无以为戕
圣度人陈氏能始阴能始阴阳两相之则
　　　阴精先　　　泄陰　　阴阳而相之则阴
绝则能始阴平阳秘精神乃治阴阳离决精气乃绝
因於露风乃为洞泄乃生寒热是以春伤
於风邪气留连乃为洞泄
脾则为洞泄而夏伤於暑秋为痎疟
臟则往来寒热是为痎疟秋伤於湿上逆而咳发为痿厥
疥虐疥虐解见上篇　　　　冬伤於寒则为

中医学吸纳和资用了"中庸"思想

《黄帝内经》说:"阴平阳秘,精神乃治。"

本来，四季更替，正常的"六气"是人存活不可缺少的气候条件；"七情"是人正常的情感表达。但是，如果太过，"六气"和"七情"就会变成伤害人体健康的"邪气"和"情绪"。房事也是如此。两千多年前的一部史书《左传》中就有关于"过则为灾"的记载。有一次，晋国的国君生病，向秦国求医，秦国派一个叫医和的知名医生为他诊治。经诊断，医和认为晋国的国君是因过分接近女色而体内生热染病。晋国国君听后，很不服气，就问："女色难道就不可以接近吗？"医和用肯定的语气回答说："可以！但要有节制，要有理智。"医和接着比喻说："这好像是一曲音乐，平和的声音是悦耳的；相反，声音过高、过低都会使人听起来不舒服。人的身体也是如此，人体内的阴阳哪一方面过了都会生病。"晋国国君听了医和的分析，心服口服。①

"中庸"的思想承认矛盾的存在，而对待矛盾的双方，应当采取"致中和"②的方法，防止矛盾的激化或朝不利的方向转化。中医学把"致中和"的方法用在认识疾病和治疗疾病上，成为中医学重要的诊治特色。例如，中医在"治病求本"的原则下，主张正治（也叫逆治）的治疗方法。③正治法根据疾病寒、热、虚、

---

① 左传·昭公元年［M］. 北京：中华书局，1980.

② "致中和"，语出《中庸》："致中和，天地位焉，万物育焉。"

③ 《黄帝内经·素问·至真要大论》："逆者正治，从者反治。"

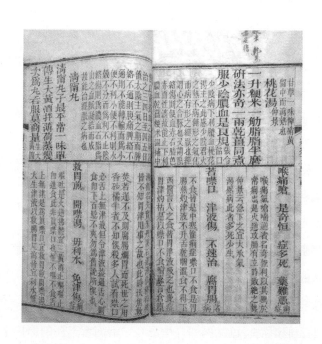

中医"致中和"原则

中医在"治病求本"的原则下，主张正治（也叫逆治）的治疗方法。正治法根据疾病寒、热、虚、实的本质，采用寒病用热性药、热病用寒性药、体虚的病人用补法、实证的病人用泻下的方法，来求得病人体内阴阳的平衡，达到"中和"的状态，即五脏平和的状态。

实的本质，采用寒病用热性药、热病用寒性药、体虚的病人用补法、实证的病人用泻下的方法[①]，来求得病人体内阴阳的平衡，达到"中和"的状态，即五脏平和的状态。因此，正治法就是"致中和"原则在治疗上的具体运用，也是受哲学思想影响而形成的。根据这一哲学原理，唐代文学家、哲学家刘禹锡（公元772~842）专门写了一篇叫《鉴药》的文章，以治病用药为例，告诫那些掌握权力的人不可"昧于节宣"的道理，即不可对节制和宣泄两方面的界限模糊不清，而导致偏颇、失衡，把事情弄糟。中医用药，就最讲尺度，中（音zhòng）病即止，不可矫枉过正，导致药物中毒。"致中和"原则不可逾越。刘禹锡举例说，有一个姓刘的先生患了重病，经大夫诊治后痊愈了，于是就有人开始怂恿他说："您得到的这种药物多么神奇啊，实在是难以遇到的。为什么不再取点这种药服用，使疗效更大，治愈的病也能得到巩固？"当时姓刘的那个病人很糊涂，不懂得服药的道理，于是又连服了五天药。这时药中的毒性开始发作，病人反而又不舒服起来。这时病人才醒悟，连忙又跑到大夫那里，把发生的一切告诉大夫。大夫说："我料到你会这样做的。"并告诉病人"凡事过当则伤和"的道理，于是忙给他调配解毒的药物服用。几天后，才又使病人转危为安。

"致中和"并不是束缚医生的绳索，临证时，医生必须针对

[①] 《黄帝内经·灵枢·邪客》："补其不足，泻其有余。"

病人病情灵活应变。"治病求本"是中医治病的重要法则，而"急则治其标"则是中医治病的另一条重要法则。中医学史上有过很多变通活用"致中和"的方法治愈复杂病症的事例。

从"过则为灾"到"中庸"，从"过当则伤和"到"致中和"，我们似乎看到，一条哲学链条从治理社会延伸到治疗身体上的毛病上来了。中国古代医学家就是这样善于把从生活中提炼出的哲学思想，还原给生活。哲学的平衡理论——"致中和"的方法让中医学找到了人生病的原因和治病的法则。

主题词：过则为灾　致中和

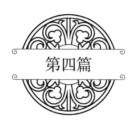

第四篇

浸透儒、道、释文化精华的中医

阅读提示："儒道互补"是中国文化的主流；儒、道、释三家思想互相渗透，自唐以后渐趋归一；儒学对中医学的影响主要有两个方面；道家所主张的一些理论进入中医学微观之处弥多；唐人孙思邈把儒、道、释会通于中医学之中，促进了整个民族文化的大融合，其历史价值有待重新给予提升。

中国不仅有哲学，而且渊源甚远。公元前11世纪以前，中国的哲学思想已有雏形。自周代起，哲学开始有了自己的体系和宗派，其中儒、道学说是最具独立哲学精神的两支流派。儒家哲学以孔子为代表，道家学说以老子为代表；古代儒者通天、地、人，道家以道术[①]为总归；孔子注重功利，兼重艺术[②]，老子专重艺术；孔子讲人道，老子讲天道[③]。公元前2世纪，汉武帝刘彻"废黜百家，独尊儒术"，儒学上升为国家的统治思想，后来又援"道"入儒，"儒道互补"，形成了中国文化的主流。公元1世纪左右，印度的佛教传入中国，特别是后来的菩提达摩初祖开禅宗一派，六祖惠能创立南禅宗一派，被认为是印度佛教与中国传统思想相结合的产物。融入中国文化元素后的佛教，便与中国的文人结下不解之缘，禅对内心的看重，对智慧的追求，对身外之物的淡泊，深深吸引着中国文人那种高雅、敏感且常常带有失意和伤感的心灵，他们从禅宗看到另外一种精神境界，一种对待世界的生活态度和活法，使他们好像呼吸到一缕清新的空气，顿时感到那样的舒畅和自由。

---

① 道术：是"道"和"术"的合称，既包括某种学问和理论，也包括许多实用性的方法和技术。

② 艺术：又称技艺，属形而下的"器"。

③ 人道、天道：属中国传统哲学的范畴，人道主要讨论的是社会生活或人本身的社会属性方面，天道主要讨论的是宇宙的根本和宇宙的总体方面。

至李唐王朝，由于统治者自身的需要，道、释两家处在极为昌盛的发展时期，此时，再加上早在公元前2世纪被"独尊"的儒术，儒、道、释三家思想互相渗透，渐趋归一，并影响着唐以后中国哲学思想、文学艺术及社会生活的各个方面。

儒学对中医学的影响主要有两个方面：

1. 儒学经典文献中的阴阳、五行、中和、太极、运气学说为中医学理论建构提供了材料和原则；儒学中的"天人合一"、以人为本、以和为贵、中庸等思想对中医学的形成与发展影响深远。被孔子整理过的古代旧典、旧史的六经①（《诗》《书》《礼》《乐》《易》《春秋》，即《诗经》《尚书》《礼记》《乐经》《易经》《春秋》）曾是古代道术的总汇，后来归到儒家经典的"六经"中，有一些思想被中医吸纳。如《易经》是最早记载太极（阴阳学说）的文献；《尚书》是最早记载五行、五味的文献，并开后世五行学说之先；《礼记》含有与中医学理论初步形成时期的病因学、诊断学、治疗学相关文献；《诗经》如把它也看作是古代文献的话，属于与中草药相关的文献；《春秋》（尤其是《左传》）中

---

① 六经，原是六部经典著作，后因《乐经》失传了，所以就只剩下五经了。到了宋代，朱熹从《礼记》中摘出《大学》《中庸》两部分内容单独成册，并与《论语》《孟子》一起合订为四书。四书五经是儒学的经典著作。

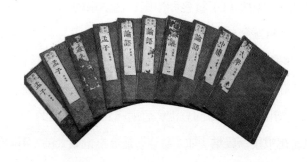

孔子整理的古代六经

儒家六经中的一些思想和思维方式被中医学吸纳，并成为日后中医学
理论的重要来源。

有关于医事和早期病因学说的记载，反映了中医学基本理论形成前的思想轨迹和医学实践；《论语》是记载孔子言行的文献，用它暂且代替毁于秦火的《乐经》，孔子的"中庸""致中和"思想成了中医理论中的重要思维方式。总之，"医道通于神圣"[①]，而"圣人之道具在六经"[②]。"六经"中的一些思想和思维方式被中医学吸纳，并成为日后中医学理论的重要来源。

2. 儒学也是"做人"的学问，它为中医学造就了一支儒医队伍，有力地保证了中医学的伦理属性和科学、理性思维。什么是儒医？明代医学家认为，儒医始于秦汉（公元前 3 世纪以后），具有儒和医的双重身份，他们对医学经典和医理有着深邃（音 suì）的领悟，而且都有自己的真知灼（音 zhuó）见，能传授和垂范后学，处处起到榜样作用，这样的大夫，就被看作是儒医[③]。像这样的儒医，严格讲，在中医学发展史上人数只占医生中的一小部分，但儒医所引领的一种医生价值取向却是不可低估的。据考证，最早的儒医是汉代出生在山东临淄的淳于意（公元前 216~ 前 150，又名仓公），当时虽然没有儒医专称，但却有了实质上的儒医[④]。淳于

---

① 见清·袁枚《小苍山房文集·与薛寿鱼书》，据《四部备要》本。

② 见清·俞樾《诸子评议·序》。

③ 〔明〕肖京. 轩岐救正论·儒医. 北京：中国国际出版社，1983.

④ 〔汉〕司马迁《史记·扁鹊仓公列传》。据中华书局《史记》校点本。

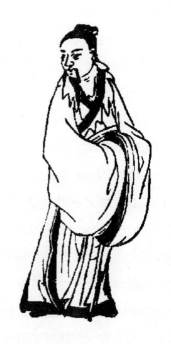

淳于意

儒医淳于意的学问源于《黄帝内经》。他发明了一种叫"诊籍"的东西,也就是后来的病历。

意的学问源于《黄帝内经》，他对针灸、诊法、处方用药，样样精通①。有一次，当时的皇帝召见他，询问经他治愈的病人有多少，都叫什么名字，淳于意都一一做了回答，还把治病的经过、诊治的道理都做了说明，使皇帝感到很惊讶。淳于意之所以能对答如流，并不是他的记性好，而是他发明了一种叫"诊籍"的东西，也就是后来的人们诊病时经常使用的病历。有了这种对疾病诊治的记录，便极大地方便了对疾病和病人的管理。他的所作所为完全符合后人给"儒医"所下的定义，并且被载入了史册，垂范后学。

从中医学发展的历史看，儒医往往是以深厚的儒家文化作为自己的知识背景的。由于儒医秉承儒家严谨的治学方法和学风，推动了中医学理论的不断创新；由于儒家以修德为本，重视做人的境界和修养，促进了医疗行为的净化，使中医学摆脱了迷信和愚昧干扰，朝正确的方向发展，并且更具人文色彩。

老子（约公元前571～前471）是一位否认神仙存在而崇尚自然的古代哲学家，于是人们往往把尊崇"天人合一"的中医学看作是受老子哲学的影响而提出的，这是一种误解。实际上持有"天人合一"思想的，除老子、庄子等人外，还有信奉儒家学说的孟子（公元前372～前289）和荀子（公元前313～前238）等，首先提出

---

① 张骥《史记·扁鹊仓公列传补注叙》："仓公治验凡二十一（五？）案……与轩岐经中之古法同一条而共贯。"

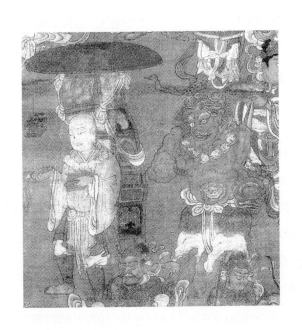

唐·玄奘赴印度取经图

印度医学随佛教徒传入中国。之后至唐，中医学就逐渐染上了印度佛教的色彩。

这一思想的反而是孟子[①]。这是因为中国古代哲学论辩同一个哲学命题，往往有多个持不同哲学观点的学派同时参加辩论的缘故。先秦时期，除"天人合一"外，有关"气"的构成也成为战国时普遍讨论的概念，儒、道两家也都有不同的解读。当时作为综合自然与人文的中医学来说，兼收并蓄是它的特点之一。中医学理论的奠基之作《黄帝内经》，并非由传说中的中华始祖黄帝所作，黄帝只是个依托的博学与智慧人物的化身。黄帝在《黄帝内经》一书里多次向几位古代的医学家问医道，常说："余闻……"而其所闻大部分都是当时最时髦（音 máo）的哲学思想命题；当时医学家的回答，又多与道家哲学的"自然主义"更为贴近，所以道家所主张的一些理论，进入中医学的微观之处弥多，如"气"和形、神之间的关系，致虚与守静的关系等，同时这些也都是中医养生学相关的话题。尤其是公元 2 世纪末产生了中国本土最大的宗教——道教后，它以研究人如何才能长寿、成仙为宗旨，与医学的某些目标相吻合，虽说道教受道家理论的影响，而又不同于道家，但它确实又影响着中医学，催生了葛洪和陶弘景那样的道教医。

至于释家，公元 65 年，汉明帝派官员前往当时的天竺国求佛学，携回佛经、佛像，并有竺法兰诸人抵华，印度医学开始随佛

---

① 参见汤一介《中国传统文化中的儒释道》第 2 页，引孟子语"上下与天地同流"。

教传入中国。之后至唐，中医学就逐渐染上了印度佛教的色彩。此时也正是中国三教归一的融合期。初唐之时，会通儒、释、道三教的大医孙思邈（音 miǎo，约 581~682）在他的《备急千金要方》《千金翼方》书中就把当时的佛教医学自然融入中医学之中，特别是他把佛教的境界、体验、方法及生活方式会通于中医学之中，使它们浑然一体，为整个民族文化的融合写下了浓墨重彩的一笔。他主张大夫治病要"先发大慈恻隐之心"，有"普救含灵之苦"的佛家境界，与中医学的"仁心仁术"核心价值相吻合；他在治病时的"普同一等""一心赴救""但发惭愧、悽怜、忧恤之意，不得起一念蒂芥（音 dìjiè）之心"的诊治体验，与救人不问贵贱、施药不图回报的传统医德相吻合，他所主张的以佛事求静的生活方式与中医养生学的"静则神藏，躁则神亡"[①]的理论相合。无怪乎现代国学宗师，台湾的南怀瑾先生说："整个的佛学，包括密宗，禅宗，佛学的小乘、大乘等，各门各派综合起来，可以下一个定论，就是专讲生命科学的。"[②]

可见唐代大医孙思邈是把儒、道、释思想集于一身的医学家，他学过诸子百家学说，提倡医生要有儒家的"忠""恕"思想，

---

① 参见《黄帝内经·素问·痹论》。

② 南怀瑾.南怀瑾与彼得·圣吉——关于禅、生命和认知的对话[M].上海：上海人民出版社，2007.

即诚实、宽容的思想。他善于谈论老庄的思想，崇尚道家的养生之术，自己活了一百多岁，又精通佛经，以佛心、恻隐之心，视病人为自己的"至亲"，他恪守佛教不杀生的戒律，不用动物做药物，应该说，他是综合传统文化于医的典型代表。

儒以仁爱为本，道以自然为尚，释以慈悲为怀，这三种思想元素构筑了中国古代医学家的精神世界。

主题词：三教归一　兼收并蓄

贰

·

仁爱中医

中医学是浸泡在伦理之中的医学，

中国伦理给中医学无穷的营养。

仁者寿

阅读提示：长寿与不朽——一个面对患者和医者的共同话题；仁爱思想是中医药行业共同的普世价值；仁者无忧是仁者获得好心情的秘诀；仁人理智、豁达、有大爱，常处于良心和谐的内（心）、外（部）环境之中。

中国古代哲学家都曾用他们的智慧和哲学探讨过人如何才能长寿或死而不朽的问题，这是患者和医者共同面对的问题。孔子说："仁者寿。"①意思是说，仁人长寿。老子说："死而不亡者寿。"②意思是人死了，而他的思想、主张却还存在，是真正的长寿。也就是说，人的精神生命是长存的。其实两个人说的一样，又不一样。一样的是，两人都说人如何才能长寿，"仁"的概念和"不死的精神"都属于形而上层面的事；不一样的是，前者诉诸伦理，后者体现于价值层面，更富于哲理。

　　"仁者寿"，即把人的生命赋予伦理，这是大思想家孔子的"杰作"和创造。仁爱思想是贯穿孔子一生全部思想的总纲，也是道德的中心和出发点，一切用仁爱的观点去思考、评判、实践，正是孔子做人、做事最突出的特点。仁者，人也。仁道就是人道，而人道必本于人心，所以"仁""仁爱"也是一种人心的体现。中国古代医学家往往把自己的医术视为仁术，一种施爱于他人的技术。而自古医药不分家，医学家常常把自己坐堂行医的场所又称之为"同仁堂""达仁堂""乐仁堂""宏仁堂"等，以"仁"为字号，以仁爱为宗旨。这正是几千年以来中医学受到"仁""仁爱"思想影响的结果，并成为医药行业共同的普世价值。

---

①　《论语·雍也》："知者乐，仁者寿。"

②　老子.老子道德经（上篇）［M］.北京：中华书局,1954.

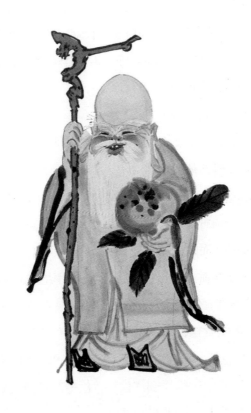

"仁者寿"

　　"仁者寿"，即把人的生命赋予伦理，这是大思想家孔子的"杰作"和创造。孔子自己就是当时最大的仁者，也是"仁者寿"在当时的典范。

"仁者寿"，并不是古代的一种谶（音 chèn）语或企盼，因为只有"仁爱"的人，才有一种好心态。"仁者不忧"①，也只有不忧（无忧）的人才会长寿，才会获得最大的幸福指数。孔子自己就是当时最大的仁者，是"仁者寿"的提倡者和受益者，也是"仁者寿"在当时的典范。他从不患得患失。他本人就是一个视不正当的富贵为浮云的人，他宁可吃粗粮，喝冷水，弯着胳膊做枕头，也要保持乐观的心态。②他为了追求自己的理想，发愤用功，连吃饭都忘了，快乐地把忧虑都忘了，连自己快要老了都不知道。③你看，他的安贫处世之道，乐观的心态，使他与生存环境多么和谐。"知足者常乐"，是流行在中国老百姓之间的一句民谚，从正面意义上看，正是这种和谐、乐观的心态，使孔子在物欲与健康之间选择了后者，使他在那时就能活到 73 岁的高龄。也正如孟子所说：只有大德行的人才能保持一种婴儿的天真和淳朴之心。④

————————————

① 《论语·宪问》："仁者不忧，知者不惑，勇者不惧。"

② 《论语·述而》："子曰：饭疏食饮水，曲肱而枕之，乐亦在其中矣。不义而富且贵，于我如浮云。"

③ 《论语·述而》："其为人也，发愤忘食，乐以忘忧，不知老之将至云尔。"

④ 《孟子·离娄章句下》："孟子曰：'大人者，不失其赤子之心者也。'"

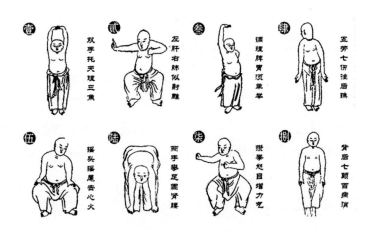

壹　双手托天理三焦

贰　左肝右肺似射雕

叁　调理脾胃须单举

肆　五劳七伤往后瞧

伍　摇头摆尾去心火

陆　两手攀足固肾腰

柒　攒拳怒目增力气

捌　背后七颠百病消

八段锦

精神愉快，七情和顺，是脏腑功能良好的表现。

中国传统医学十分重视人的身心健康，认为人的身体健康与人的情绪密切相关。"喜则气和志达，营卫通利"[①]，精神愉快，七情和顺，就是脏腑功能良好的表现。俗语"笑一笑，十年少（音shào）"说的也是这个道理。现代医学也证实了这一点。美国波士顿大学的一位体育生理专家收集了大量短命者的资料，发现精神抑郁、忧愁、悲伤是导致早夭的原因之一。所以马克思说："一种美好的心情，比十副良药更能解除生理上的疲惫和痛楚。"因为好心情还会唤醒你身体内的自愈能力。

仁人具有完美的人格、良好的道德情操、健康的心理。仁人长寿是因为他们淡泊名利，没有贪婪的欲望，因而能保持内心的清净。中医学理论非常重视阴阳的平衡和协调，认为天地的正常、阴阳的平衡是最适宜人生存的环境和状态。而仁人的心态正好与之协调一致，仁人长寿的道理也就显而易见了。在"人生七十古来稀"的年代里，孔子活了73岁，应该说在那个时代是一位长寿的人，这与孔子具有仁人的人格、心态、精神都有着密切的关系。

仁是人生的合德，是修养的最高标准，因此"仁爱"是做人

---

① 参见《黄帝内经·素问·举痛论》。

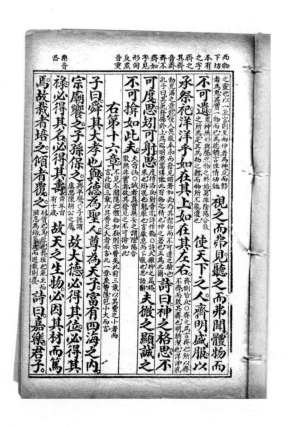

右第十六章

子曰：舜其大孝也與！德為聖人，尊為天子，富有四海之內。宗廟饗之，子孫保之。

故大德必得其位，必得其祿，必得其名，必得其壽。

故天之生物，必因其材而篤焉。故栽者培之，傾者覆之。詩曰：嘉樂君子……

承祭祀。洋洋乎！如在其上，如在其左右。使天下之人齊明盛服，以

視之而弗見，聽之而弗聞，體物而不可遺。

不可度思，矧可射思。夫微之顯，誠之不可揜如此夫。

詩曰：神之格思，

朱熹《四书集注·中庸·第十六章》

有大德的人都有宽广的胸怀，有宽容别人的思想，因此能够有所包容，有所承受，当外界有不利事情来侵袭的时候，包括疾病对人的侵害，仁人都可以逐一地化解而不会被击倒。

的大德。"大德必得其寿"①。有大德的人都有宽广的胸怀，有宽容别人的思想，因此能够有所包容，有所承受，当外界有不利事情来侵袭的时候，包括疾病对人的侵害，仁人都可以逐一地化解而不会被击倒。所以说，仁人具有"适者生存"的能力，仁人的身心对各种侵扰、打击具有一定的承受能力。

仁人理智，通达事理，善于按规律办事，不去违背大自然和人类社会的常理和规则，更不会做违背天理、人伦的事情，因此他们与周围的环境和谐、融洽（音 qià），常常处在良好的自然和人际环境之中。事物的协调本身就是合理的事情，而合理的事情才有长久的生命力。

仁者，爱人②。仁人必有大爱，爱惜别人的人，也会受到别人的爱惜和尊重，无论是医者相对于患者，还是患者相对于医者，都是如此。因此无论作为患者的"仁人"，还是作为医者的"仁人"，都会常常处在一种和谐的人际关系之中。他们内心胸怀坦荡，心神安宁；对外做事光明磊落，善举无数，生活舒心如意，他们常处在恬（音 tián）淡虚无的良好内心环境之中，怎么会不健康

---

① 〔宋〕朱熹《四书集注·中庸·第十六章》："故大德必得其位，必得其禄，必得其名，必得其寿。"

② 《论语·颜渊》："樊迟问仁。子曰：'爱人。'"

长寿呢?

愿天下更多的人成为仁人,愿仁人都能得到健康、长寿。

主题词:仁者无忧　无忧者寿

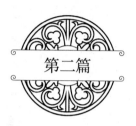

忠、孝光环下的中医

阅读提示：以忠、孝为立身之本是历史形成的传统价值观；在孝的感召下，许多读书人的人生轨迹发生改变；从解剖学和预防天花的方式转变看孝道对中医学行为的影响；忠、孝"联姻"增强了孝道在中医学中的伦理色彩。

西方国家有感恩节，中国有"百行（音 háng）孝为先"，

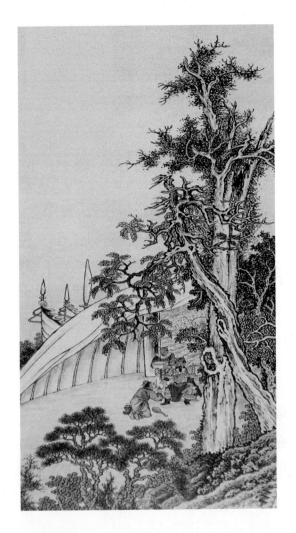

不明医理者，不得为孝子

中国是有着几千年讲求孝道传统的国家。公元 2 世纪前后的晋代统治者曾提出"以孝治天下"的治国理念，在此影响下，当时社会甚至认为"不明医术者，不得为孝子"，这样就把学医、做医生同社会提倡的伦理的孝道联系在一起，并影响着许多读书人的仕途和大夫的行医行为。

东西方文化在伦理上又一次"和而不同"。

中国是有着几千年讲求孝道传统的国家，以忠、孝为立身之本是历史形成的做人、做事的基本价值观。最初的孝是指"孝敬父母，友爱兄弟"，认为孝是天经地义的事情，也是人的行为准则，无论身贵如天子，还是贫贱如百姓，大家都一样。随着儒家学派的形成和提升，孝道的作用越发凸显出来。孝道由家庭伦理扩展到社会伦理，以至于政治伦理。公元 2 世纪前后的晋代统治者曾提出"以孝治天下"的治国理念[1]，在此影响下，当时社会甚至认为"不明医术者，不得为孝子"[2]，这样就把学医、做医生同社会提倡的伦理的孝道联系在一起，并影响着许多读书人的仕途和大夫的行医行为。

孝道在几千年的历史中有着巨大的魔（音 mó）力，曾经使许多原本想走读书做官道路的知识分子，在孝的感召下，改变了自己人生发展的轨迹。比如公元 11 世纪，那时正是中国的金元时代，医学思想比较开放，医学发展出现了一个高潮，产生了四个著名学派的医学家，在中国医学史上被称为"金元四大家"。在

---

① 参见李密《陈情表》。据《昭明文选》。

② 参见王焘《外台秘要·序》。据 1955 年人民卫生出版社影印明崇祯十三年新安程衍道重刊本。

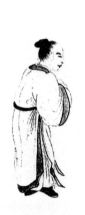
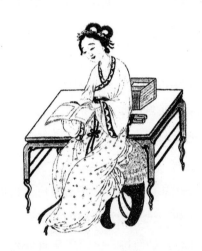

李东垣小时候受传统儒家思想教育，充满爱心

李东垣出身富豪，小时候受传统儒家思想教育，充满爱心。后来母亲不明原因地过世了，李东垣悔恨自己由于不懂医而失去了母亲，于是发誓要学习医学，弥补自己由于不知医而造成的过错。从此，李东垣走上了从医之路，并在后来成为一代名医。

四个学派的代表医学家中，有两位就是在孝道的盛名下，走上从医之路的。一位是补脾胃派医学家李东垣，他出身富豪，小时候受传统儒家思想教育，充满爱心。后来母亲患病卧床不起，李东垣十分着急，赶忙请来十几名乡医诊治，当时乡医水平不高，说不清他母亲到底患了什么病，各种药物虽然吃了不少，但仍不见效，最后竟不明原因地过世了。这时李东垣后悔莫及，悔恨自己由于不懂医而失去了母亲，于是发誓要学习医学，弥补自己由于不知医而造成的过错。从此，李东垣走上了从医之路，并在后来成为一代名医。另一位是滋阴学派的医学家朱震亨，他自幼聪明，原打算参加科举考试，然后做官，获取功名。不过，这时他母亲患有脾病，他就粗浅地学了一些医学知识，后来在老师的劝导下，干脆放弃原来的学业，专攻医学，也成了当时的名医。他的学术思想影响很大，至今仍有许多人在研究。此外，清代著名温病学家吴鞠通 19 岁时，父亲生病卧床不起，他当时束手无策，十分愧恨自己，觉得无脸立于天地之间为人，于是下决心学习医学，经过多年的努力，最后成为一代名医。[①] 可见，医学自古以来在中国人的心目中就十分重视和尊敬。

孝道在中国还影响和改变了中医学的行为方式，例如它对人

———————————

① 〔清〕吴鞠通《温病条辨·自序》："父病年余，至于不起，瑭愧恨难名，哀痛欲绝，以为父病不知医，尚复何颜立于天地间！遂购方书，伏读于苦块之余。"

洗冤錄詳義卷一

海甯許槤編校

檢驗總論

事莫重於人命罪莫大於死刑殺人
者抵法固無恕施刑失當心則難安
故成招定獄全惡屍傷檢驗為真傷
者招服一死一抵俾知法者畏法民
鮮過犯保全生命必多倘檢驗不真
死者之冤未雪生者之冤又成因一

來善祐閬胡南提刑麥諴宋慈普基
內怨綠等書成洗冤與錄五卷厥後
代相增易萃註益精俾沈冤得以昭
雪曰洗冤者洗發其屈使無任從受
字寃生死兩造檢驗不其反挺簡抵
者被殺死寃檢驗使命為屬稍死
古人通栖檢驗令人分別驗屍為相
字惠父讀律似關作朱慈惠誤
者案寃矣二者均不可命各屬稠死
凡問人命全惡干證典屍干證者
有扶回屍傷者被打之逾干證猶
屍未嘗其屍傷被明久則發變審翳
傷非傷與顏色深淺長闊分寸便難
辨別其縶襄生矣

成　定　屍
獄　招　傷
全
惡

弟樹藯校男誦恆校字
宣

《洗冤录》

在中国人的观念里，人的肌体是不可随意毁伤的，否则就是不孝。由
于这个主要原因，再加上对外科病中医多采用内治法，所以人体解剖
学在中医学中不能得到充分发展。《洗冤录》1247年由南宋·宋慈（惠
父）编著而成，是中医首次系统介绍人体解剖等内容的法学专著。

体解剖学就产生过深刻影响。孔子有个学生叫曾参，因为他是个大孝子而闻名。他就说过："全肢体以守宗庙，可谓孝矣。"意思是说，人死后，保留完整的肢体回到祖先那里，才算做孝。而在《孝经》一书中干脆说："身体发肤，受之父母，不敢毁伤，孝之始也。"意思是，不毁伤自己的身体、发肤，只是讲孝的开始。这些话对中国人的思想影响都是很深远的。在中国人的观念里，人的肌体是不可随意毁伤的，否则就是不孝。由于这个主要原因，再加上对外科病中医多采用内治法，所以人体解剖学在中医学中不能得到充分发展。直到18世纪末至19世纪初，才有个叫王清任的医学家站出来主张修改过去多有错误的人体解剖图，为此他经常到坟地和刑场去观察尸体的脏腑，对不明白的地方，就到处寻访，直到弄清楚为止。他用去了自己几乎一生的时间，终于绘制完成了25幅脏腑图，把前人画错的地方，都用图做了说明，并且把它们并列起来加以比较。这种实事求是的精神轰动了当时的医学界，产生了巨大影响。

中国人是最早发明使用人痘接种法预防天花这种传染病的。为了不毁伤身体的古训，当时采用的都是一些无须划破皮肤的简便方法，如用棉花沾染痘疮的浆，然后塞进鼻孔的鼻苗法；或把害痘疮小孩儿的内衣，交给另一小孩儿穿，这个小孩儿便会发生痘疮的痘衣法等，都是较早的人痘接种方法。后来，人痘接种法很快传到了亚欧其他国家。英国人琴那受此启发发明了牛痘接种法并传回中国。当时，中国人见后，有一种似曾相识的感觉，虽然它用的是注射方法，需划破肌肤，但中国人考虑牛痘毒性小，接种后比较安全，再加上开始时免费注射，于是就接受了。由于中国传统文化的包容性和人类共同的价值观，中外医学家在免疫学史上共同奏出一曲"和而不同"的乐章。

孝道一旦和政治挂上钩，就必然和忠君联系在一起，就是古代的大医学家也无法摆脱它的束缚，他们常常告诉大家即使你有忠孝之心、仁慈的本性，当君父危困（患病），百姓遇到疾病的困扰时，如不懂医，也没有办法帮助他们。^①只有精通医道，才能"上可疗君亲之疾，下可救贫贱之厄（音è）"^②。显然，古代医学家把行医看作是一种社会责任，是把忠君与孝敬奉养自己衣食的父母等同起来的结果。

但对于大多数人来说，纯粹的医学注入了浓浓的伦理血液，使中医学更具自然、人文科学的双重属性，也使中医学更有"人味"，更具有人文的色彩。

主题词：孝治天下　精通医道

————————————

① 〔晋〕皇甫谧《针灸甲乙经·序》："若不精通于医道，虽有忠孝之心、仁慈之性，君父危困，赤子涂地，无以济之。"据1956年人民卫生出版社影印明刻医统正脉本。

② 〔东汉〕张仲景《伤寒论·序》。据赵开美本。

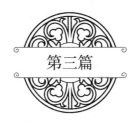

第三篇

生命比千金贵重

阅读提示：德，在中国传统文化中是一种无比高尚的人的潜质；中医学认为人的生命比千金宝贵，人的生命至上；中医学重视患者的身份识别，重视患者的社会属性，把病情和人情结合起来。

俗话说："救人一命，胜造七级浮屠。"（浮屠，佛教语，指佛塔）医生是救命的职业，于是有人说它是积德的行业，因为德在中国传统文化中是一种无比高尚的人的潜质，也是中国最

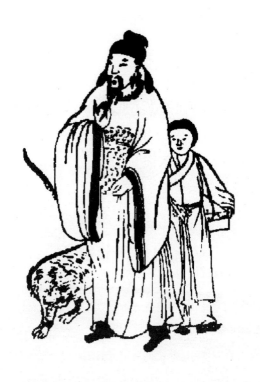

孙思邈

孙思邈认为生命的价值比黄金贵重。他说："人命至重，有贵千金。"意思是"人的生命最宝贵，而且超过千金"。于是，他用"千金"这个比喻来命名他的书，叫《备急千金要方》。

早、最复杂的哲学概念之一。美国著名汉学家艾兰教授认为，德是传统上某种无须运用肉体力便可促使他人行动的善良或邪恶的力量①。

假如有人要问，人的生命和金钱相比哪个更贵重，不知你该怎样回答。把生命和黄金互相比较，而且认为生命的价值比黄金贵重，这是公元6～7世纪唐朝著名大医孙思邈首先提出来的。在他编著的一本书里，他说："人命至重，有贵千金。"意思是"人的生命最宝贵，而且超过千金"。于是，他用"千金"这个比喻来命名他的书，叫《备急千金要方》。这部书在当时还是最著名的经方书呢。

孙思邈年幼的时候，体弱多病，常去看医生，仅仅用于药物上的费用，就把家产全部用尽。在这个过程中，他懂得了医药的重要性，使他在很小的时候就开始喜欢医学、学习医学，与医药结下了不解之缘。他在学习中发现，当时医药书籍都很厚，查找起来很不方便，特别是医生遇到危急的病人，紧急关头不知所措，很容易耽误了给病人的治疗，失掉治疗的最佳时机，严重的还会导致病人得不到及时救治而死亡。孙思邈每次看到这种情况，都会发出哀叹，表示惋惜。于是他根据自己丰富的临床经验和

---

① 〔美〕艾兰.水之道与德之端［M］.上海：上海人民出版社，2002.

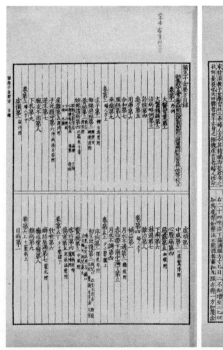
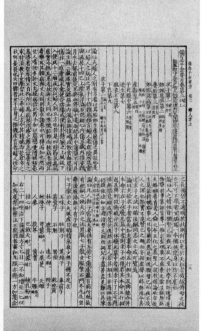

《备急千金要方》目录

孙思邈的著作处处体现着生命至上的人道主义精神。他认为，人类主要靠妇女和儿童延续生命，所以把妇科、幼科方面的医方放在《备急千金要方》一书的最前面。

前人的医学成就，在他古稀之年时，编著了《备急千金要方》这部书①。

　　孙思邈尊重人的生命，也尊重其他动物的生命。他认为，爱惜自己的生命是一切生物体的共同愿望，如果损害别的生物体的生命而有益于人类自己，那么其他生物体同样也会怨恨的，何况对于人呢？杀了别的生物体，来保护人类自己的生存，孙思邈认为这样做就会离救生的目的越来越远。在孙思邈的处方中，一般不用活的生物体做药。如果遇上像虻虫、水蛭这一类的动物入药时，孙思邈都是先看到它们已经死去了，才从市场上买回来使用；至于像鸡蛋那种东西，孙思邈一定要在非常紧急的情况之下，不得已才去使用。他认为这样做才符合古代贤人、哲人的标准②。孙思邈爱惜生命，连鸡蛋都不忍心食用，他这种珍惜一切生命的佛心给后人留下了深刻的印象。

────────────────────

　　①　参见〔唐〕孙思邈《备急千金要方·序》。据1955年人民卫生出版社影印宋刻本。

　　②　〔唐〕孙思邈《备急千金要方·卷一·大医精诚》："至于爱命，人畜一也。损彼益己，物情同患，况于人乎？夫杀生求生，去生更远。吾今此方所以不用生命为药者，良由此也。其虻虫、水蛭之属，市有先死者，则市而用之，不在此例。只如鸡卵一物……必有大段要急之处，不得已隐忍而用之。能不用者，斯为大哲。"据1955年人民卫生出版社影印宋刻本。

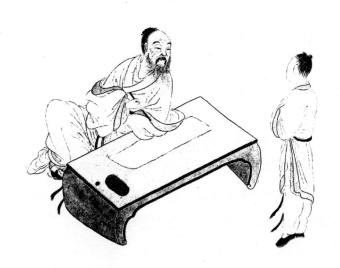

《黄帝内经》呼吁医者要"不失人情"

中医学从诊断到治疗都把人的社会属性放在重要位置，不再视患者
只是一个自然属性的生命体，而是从人的社会属性分析患者的病因、
病机。所以，《黄帝内经》呼吁医者要"不失人情"，明末著名医学
家李中梓还著有专篇《不失人情论》。

孙思邈尊重人的生命，还表现在对妇女和儿童的认识上。他认为，人类主要是靠妇女和儿童延续生命的，于是他就把妇幼科方面的医方放在《备急千金要方》一书的头等位置。他还认为，妇女生理特殊，所以妇女的疾病就特殊，而且是有体系的，于是，他就在书的开头专门设立了三卷书，介绍妇人方。从求子到调经，从临产到妇人的特殊疾病，妇人方全都涉及。至于小儿刚出生时的护理，孙思邈在书中写得更是周详，充满了他对小生命的关爱。他指出，小儿刚出生时，应该在手指头外裹上棉花，轻轻地擦去新生儿口里的瘀血；假如小儿出生后不能啼哭，可用暖水给他擦身，或向小儿呵气，或用葱白当作鞭子，轻打小儿的身体，让他哭出声来。这些护理小儿的细节，就是用今人的眼光去看，也是符合科学要求的。孙思邈还非常重视小儿卫生和喂养工作，并提出了许多合理的见解。他认为小儿肌肤娇嫩，衣服不宜穿得过多；小儿要多晒太阳，要在晴暖无风的阳光下多玩一会儿，使小儿气血流通，肌肉强壮，抵抗风寒；小儿吃奶时，既不能饥饿，也不要过饱，哺乳时，应该先把乳房里的宿奶挤出去，然后再来喂养；要多给小儿洗澡，勤换衣服，洗澡后要在腋窝和阴部涂上爽身粉，预防生出湿疹。这些主张都是可操作的。以上可见，孙思邈是一位实践经验非常丰富的医学家[1]。

---

① 任应秋.重视妇幼保健工作的医生［M］.重庆：重庆出版社，1957.

在他的书里，由于处处体现着生命至上的人道主义精神，又具有较高的科学价值，所以他的著作至今还在流传。

中医学重视人的生命，还体现在重视患者的社会属性，要求中医大夫不仅懂医术，还要"懂人间之事"。这一点，古老的中医学与现代医学模式有相吻合之处。因此中医学从诊断到治疗都把人的社会属性放在重要位置，不再视患者只是一个自然属性的生命体，而是从人的社会属性分析患者的病因、病机。如中医大夫重视患者的身份识别，认为王公贵族就与寻常百姓不同，富有的人多任性而不遵守禁忌，高贵的人多自尊而骄傲、放纵，违背常理；但贫穷的人，衣食都不能周全，哪能支付巨大的药费呢？社会地位低下的人，整日焦虑和辛劳，身体自然不会舒适。身份不同，身体的状况也不会相同。因此富贵的人平日养尊处优，"身体柔脆，肌肉软弱"，因此易患消渴（糖尿病）、疔疮、肥胖等疾病[①]。在治疗方法上，中医把救人看得比治病更重要，因此中医多采用一些兼顾和保护其他未病器官的无害化治疗方式，以至康复后，如何防止疾病的反复等诊疗全过程的人文关怀举措，中医学都有成熟的理论和方法。《黄帝内经》曾呼吁医者不要违背病

---

① 《黄帝内经·灵枢·根结篇》："夫王公大人，血食之君，身体柔脆，肌肉软弱，血气剽悍滑利。"

人的常情^①。明末著名医学家李中梓独有心悟，专写《不失人情论》一文，总结了自己行医实践的心得体会，告诫医者应把人情和病情结合起来，说明了既有不能违背的人情，也有不能不迁就的病情的道理。^②他是一位既懂得中医学真谛，又能把握住患者社会属性的另一面，并把它阐述得十分透彻的医学家。

主题词：人命至重　不失人情

---

① 《黄帝内经·素问·方盛衰论》："不失人情。"

② 〔明〕李中梓《医宗必读·卷一·不失人情论》："圣人以不失人情为戒，欲令学者思之慎之……有必不可迁就之病情，而复有不得不迁就之人情……"据（明）崇祯十年刊本。

仁心仁术

阅读提示：仁心仁术是中医长期修炼的结果；仁术当以仁心为先；中医学以仁心仁术为标准重视后世医学人才的选拔；仁心仁术重视长期修炼，体现在诊治过程中的每一个细节上。

　　到中国旅游，你一定会去人间"天堂"的杭州。到了杭州，你一定要去看一看位于吴山脚下，距今已有 136 年历史的建于清代时的中医药堂——胡庆馀堂。胡庆馀堂是一座具有江南庭院风格的中药老店，取名自《周易》的"积善之家，必有馀庆"。最能表达这座药堂宗旨，也最能表达中医药宗旨的，是至今仍保留在药堂门楼上的四个大字"是乃仁术"。这足以说明，中医药技术在中国几千年的历史上，一直被视为一种施以仁爱的技术。另外，也告诫人们，如果中医大夫不是一位仁爱之士，病人不可把自己的生命托付给他①。

仁术当以仁心为先，有了仁心才能在医疗中施以仁术，失掉了仁心也就失掉了仁术。在古代中国人眼里，这就是素位（即无官职）而实行仁爱的大学问。只要你有这种精神，小人物也会有大作为，同样会受到社会的尊重。什么是中医大夫的仁心仁术呢？首先是不把行医作为谋利的主要手段。此类故事在中国医学史上，比比皆是，其中给予中医"杏林"雅号的故事最为典型。故事说，生活在东汉末年（公元2世纪末）的名医董奉是一位治病不谋私利的好医生。他治病不收钱，只要求重症病人治愈后栽种杏树五株，轻症病人治愈后栽种杏树一株就可以了，不必再交费用。几年以后，被他治愈的病人无数，愈后的病人栽种的杏树已蔚（音 wèi）然成林，并且招来一些飞禽、走兽在林中栖息。后来董奉就在林子中建了一个大仓库，每年到了杏子成熟时，把摘下来的杏子放进去，并写了一个告示，告诉过路的行人，要想得到杏子，可用等量的

---

① 参见史仲序《中国医学史》引梁阳泉《论医》："夫医者，非仁爱之士，不可讬也……"

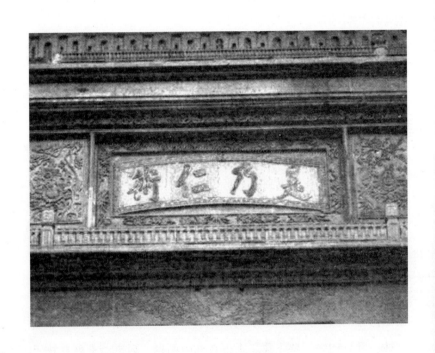

杭州胡庆馀堂门楼上的额匾写有"是乃仁术"四个大字
中医药技术在中国几千年的历史上,一直被视为一种施以仁爱的技术。
另外,也告诫人们,如果中医大夫不是一位仁爱之士,病人不可把自
己的生命托付给他。

谷物置换。这样董奉每年都可以用杏子换得很多的谷物，然后，他再用谷物去救济生活贫困的老百姓[1]。后来，人们为了纪念董奉的这种善举，就用"杏林"称呼中医，"杏林"一词就渐渐地成了中医行（音 háng）业的代名词，医不贪财的"杏林"精神也就成了医学家代代相传的精神财富和美德。

大夫不把行医作为主要的谋利手段，少收的是金钱，而收获的是仁德和社会的赞誉，从这个角度看，他们才是社会上真正富有的人，比那些富得只剩下金钱的人，不知要富有多少倍。以后这种行医主要不为谋利的好风尚在中医界代代相传，并形成业内不成文的主流规则。

唐代医学家郭常也是一位不羡慕（音 mù）钱财而"好仁"的好大夫，他出生在今天的江西省上饶地区，年轻时，深受儒家仁爱思想的熏（音 xūn）陶。他虽然出身贫苦，却不靠医术去敛（音 liǎn）财，受到了人们的赞许。当时，有许多波斯（今伊朗）、安息等国客商在上饶地区与中国商人做生意，慢慢地当地开始变得非常富有和繁（音 fán）华。有一天，一个中国商人得了急性病，请过好几位大夫都未能治好他的病，最后找到了郭常。郭常诊病后认为，他的病是可以治好的，这位中国商人听了后，十分高兴，就承诺说，如果真能治好我的病，给

----

[1] 参见〔晋〕葛洪《神仙传》。

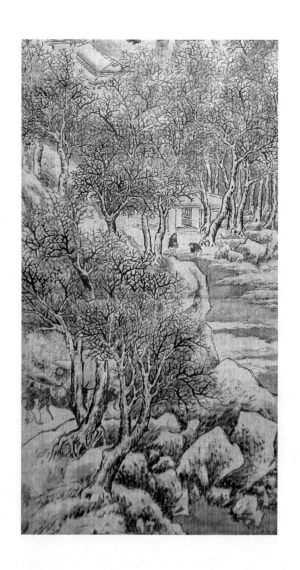

杏林

名医董奉是一位治病不谋私利的好医生，他治病不收钱，只要求重症病人治愈后栽种杏树五株，轻症病人治愈后栽种杏树一株就可以了，不必再交费用。几年以后，被他治愈的病人无数，愈后的病人栽种的杏树也蔚然成林。

酬金五十万两。几天后，中国商人的病果然被治好了，商人打算兑（音 duì）现先前答应的酬金，但是郭常没有接受，认为自己的药不值那么多的钱。他说："今天如果趁这位商人有病之危，多收病人的钱财，病人以后一定会产生怨恨的情绪。这时病人正在恢复期，如果产生了郁闷的心情，是不利于病人彻底康复的，甚至还会使旧病复发，以致死亡。如果因为我为一点小利而出现不好的后果，哪里还有什么仁德可言，我是不敢这样做的。"郭常虽然生活也需要钱，可是他在治疗中不乘人之危谋取钱财，而更多地却是考虑病人的感受，处处为病人着想，他的仁心仁术昭然可见。①

为了使中医的美德能够代代传承，古代医学家十分重视后世人才的选拔，他们认为最高的学问也不如仁爱之学，而医学就是通向神圣的学问。②清代江南著名温病学家叶天士临终前告诫（音 jiè）自己的儿子说："医生这个职业可以做，又不可以做。天资聪明，读过万卷书的人，才可以借用医术来帮助老百姓。如果做不到这些，就少不了会借医术害人。那是因为，他会把药物当作杀人的刀子。"叶天士语重心长地说："我死了以后，子孙后代要慎重谈论医学、

① 参见〔唐〕沈亚之《表医者郭常》。

② 〔清〕袁枚《与薛寿鱼书》："圣学莫如仁……其道通于神圣。"选自《小苍山房文集》卷十九，据《四部备要》本。

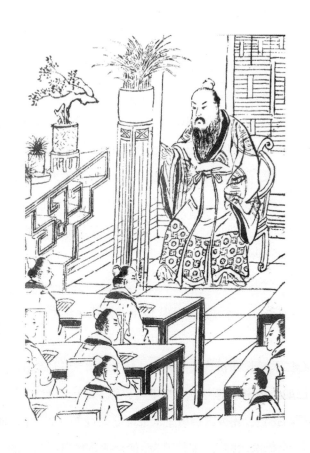

中医美德代代相传

为了使中医的美德能够代代传承，古代医学家十分重视后世人才的选拔，他们认为最高的学问也不如仁爱之学，而医学就是通向神圣的学问。所以，中医前辈告诫后代要慎重谈论医学、谈论治病的事情，千万不要夸夸其谈。

谈论治病的事情，千万不要夸夸其谈。"①

金元时期的大医学家李东垣第一次见到想拜他为师的学生罗天益时，第一句话就问："你来学习医学，是想做一个谋求钱财的大夫呢，还是做一个治病救人的大夫呢？"罗天益毫不犹豫（音yù）地回答道："当然是后者。"于是，李东垣把罗天益留了下来，并供给（音jǐ）罗天益平日饮食和其他开支的费用。几年后，罗天益终于学成出徒了，李东垣发现学生罗天益家境贫寒，又奖励给他一些金钱。当时，老师的做法使罗天益深受感动，他表示坚决不能接受。李东垣说："我把那么多知识都传授给了你，还舍不得一点点的钱财吗？你就不要推辞了。"后来，他们师生的故事成了医学史上的美谈、佳话。②

仁心仁术是长期修炼的结果，体现在诊治过程中的每一个细节上。比如要平等地对待每一位患者，无论他是什么身份，是怨恨的还是亲近的，是友好的还是疏远的，都要同等对待。比如要对患者有同情心，见到病人的痛苦，如同是自己身上的痛苦。大夫的工作关系到患者的生死存亡，因此诊断疾病时要细心观察，

---

① 参见《清史稿·叶桂》。

② 参见〔元〕砚坚《东垣老人传》。选自〔明〕李濂《医史》卷五，据天一阁抄本。

不得有半点儿的马虎。处方用药时，不要开大处方或贵重药物而让患者难以买到①。如此等等，都是积小仁为大仁，积小德为大德的方法，不可因善小而不为。

主题词："杏林"精神　仁心仁术

---

① 〔唐〕孙思邈《备急千金要方·大医精诚》："凡大医治病，不得问其贵贱贫富，长幼妍媸，怨亲善友……见彼苦恼，若己有之……省病诊疾，至意深心，详察形候……无得参差……又不得以彼富贵，处以珍贵之药，令彼难求。"版本同前。

叁 · 预防中医

中医学讲究养生，重视对疾病的预防。

忧患意识给中医学插上重视养生的翅膀，

让"天人合一"思想有了落脚点。

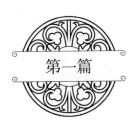

第一篇

消未起之患，治未病之疾

阅读提示：从"安不忘危"到"上医治未病"，贯穿着中国人对待事物的重要思维方式；中医"治未病"思想要比单纯治疗亚健康思想内涵丰富得多；"治未病"思想针对的是疾病侵害人体的规律；"治未病"思想奠定了"预防中医"的理论内涵和养生保健的具体技法。

中华民族是一个"安不忘危"的民族。早在公元前 3 世纪中国的先哲们就已经懂得了"凡事预则立，不预则废"①的道理，因此，谨慎对待生活，"生于忧患，死于安乐"②已成为中国人做事情的重要思维方式。这种忧患意识影响到中医学，便产生了"治未病"的思想。"治未病"理论提出者比喻说，如果疾病已经产生了才去治疗，就好像人口渴了才去打井，打起仗来才去铸造兵器一样，难道不晚了吗？③这与"预则立，不预则废"的思想没有什么不同，只不过前者用在社会、生活各方面，后者用在医学上罢了。后来，"治未病"的思想成为中医学里的重要支柱思想、特色思想，又把能"治未病"的医生誉为"上医"，即一流的好医生。何谓"治未病"？既然"未病"又何谈去"治"？后来历代医学家不断丰富和发展中医"治未病"的思想，把"治未病"思想归纳为三个层次，即未病先防、既病防变、瘥（音 chài）后防复。也就是既有"未病"，也有"已病"，甚至还有"愈后"该做些什么，最后达到"治未病"的目的。可见中医学"治未病"思想要比单纯的治疗亚健康思想内涵还要丰富。在这三个"治未病"的层次中，它的核心内容就是"未病先防"，这就好像打仗时，步步设防。首先要积极主动地把疾病拒之于体外，其次是阻遏（音 è）疾病

---

① 子思. 中庸［M］. 北京：中华书局，1980.

② 语出《孟子·告子下》，意思是忧患使人勤奋，因而得生；安乐使人怠惰，使人身亡。

③ 参见《黄帝内经·素问·四气调神大论》。

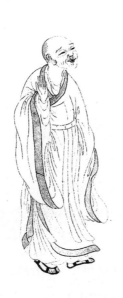
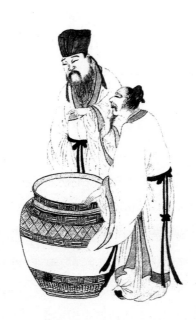

中医"治未病"思想

"治未病"理论提出者比喻说，如果疾病已经产生了才去治疗，就好像人口渴了，才去打井，打起仗来，才去铸造兵器一样，难道不晚了吗？

的发展和反复，这是一个完整的体系。清代医学家徐大椿先生就曾把病魔比喻为一个具有很大威胁的敌对国家[①]，要求我们加以重视，并用多种手段去控制它（疾病）。对可能发展的疾病，要先保护好疾病未达到的脏腑部位，就好像是切断敌人的重要通道一样，这就是"既病防变"；如果是结合旧病一起复发的，就要防止"并发症"，这就好像是敌人潜伏在内部，策应的人已被控制；正在治疗的疾病，就要彻底治愈，不留后患，这就是"瘥后防复"。总之，要把疾病彻底消灭干净。

"治未病"思想涉及的是一个设置医学目的的话题。中医学家始终认为医药的设置，都是不得已而后使用的手段，所以首先是人在"未病"时应该积极地去防病，这也是"治未病"思想的核心要义；其次才是针对各种疾病所采用的诊疗手段，遏制疾病的发展与反复。因此，在早期的中医理论文献中，如《黄帝内经》，更多地探讨人为什么会生病，怎样做才能不生病的道理，即主要是讨论病因、病机，以及养生、防病道理的。

"治未病"思想把人的肌体从健康到不健康（亚健康），再到生病看作是一个发展的过程。谁能想到古老的"治未病"思想还是今天"亚健康"人群的克星？！只有切断发病过程中的链条，

①　参见〔清〕徐大椿《医学源流论·卷上·用药如用兵论》。光绪丁未年清和月医学社本。

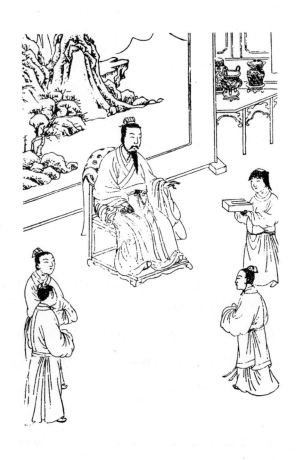

"治未病"思想的核心要义

"治未病"思想涉及的是一个设置医学目的话题。中医学始终认为，医药的设置都是不得已而后使用的手段，所以首先是人在"未病"时应该积极地去防病，这也是"治未病"思想的核心要义。

人生病的概率才会大大地降低。"病来如山倒，病去如抽丝"，这句流传在中国民间口头上的有关得病和治病的经验之谈，道出了发病的急速和凶恶、去病的艰巨和漫长，证实了"治未病"思想的针对性和重要性，并预示着它会给更多的人带来免受疾病痛苦的福音。

中国古代医学家早就认识到，疾病侵入人体有一个由表及里的发展过程。医圣张仲景早在公元 2～3 世纪时就根据病邪侵害经络、脏腑等病理变化及所表现的六类病证和病变的变化规律，提出三阳（太阳、阳明、少阳）三阴（太阴、少阴、厥阴）六经病的传变理论。因此，早发现（疾病）、早治疗是提高治愈率的重要原则。中医学的"圣经"——《黄帝内经》中说，邪风（指疾病）的到来，如同暴风骤雨。善治病的医生，在疾病刚侵入皮毛的时候，就给予治疗；医术较差的，在疾病侵入到肌肤时才治疗；更差的，在疾病侵入到筋脉时才治疗；再差的，在疾病侵入到六腑时才治疗；最差的，在疾病侵入到五脏时才治疗。如果疾病已经侵入到五脏，那么，治愈的希望变小，而死亡的可能性就变大[①]。可见治病掌握了时机，就掌握了矛盾转化的主动权，这一点早就被中国古代医学家所洞悉。时至今日，治病以时仍然是获得好预后的关键所在。

------

① 参见《黄帝内经·素问·阴阳应象大论》。

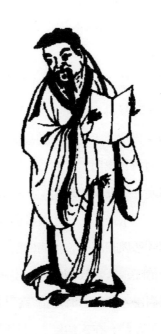

张仲景

中国古代医学家早就认识到，疾病侵入人体有一个由表及里的发展过程。医圣张仲景早在公元 2 ～ 3 世纪时就根据病邪侵害经络、脏腑等病理变化及所表现的六类病证和病变的变化规律，提出三阳（太阳、阳明、少阳）三阴（太阴、少阴、厥阴）六经病的传变理论。

中国古代的先民重视历史，善于总结历史经验。《黄帝内经》的作者借用黄帝与天师①的问答，为"治未病"思想虚拟了上古四位长寿的人，即"真人""至人""圣人"和"贤人"，以树立榜样，展示给众人，重点是向人们传授他们"度百岁乃去"的秘诀，以此作为中医学最早经典的发端，足见中医学理论创立者的用意和大智慧。

中医学把"治未病"作为医学的目的，把防患于未然放在首位，也把中医治疗学拓展到预防医学领域，把医学防线前移，体现了对人的重视及人对健康的需求。"治未病"思想的出现为建立整个人类的人文医学预留了丰富的发展空间。

21世纪的医学将更加人性化，从重视治疗向重视预防发展；从重视个体病因的改善向重视人体外整个大环境的改善发展；从强调医生的治疗作用向重视病人自我保健发展。人类生命预期将会得到很大提高，"治未病"思想会迎来人类健康长寿的新春天。

主题词："治未病"思想　防患于未然

----

① 天师：对岐伯的尊称。钱大昕《十驾斋养新录·天师》："天师之称，始见于庄子，特一时尊敬之词，非以为号也。"

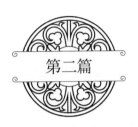

第二篇

"形神兼养"助长寿

阅读提示："养生"一词的"资历"，甚至比中医学还要古老；嵇康与他所主张的"形神兼养"代表着传统的养生观；养神需静与养形需动。

中医学主张"治未病"，因此"养生"一词就成了各种中医典籍里最时髦（音 máo）的词汇。养生，就是养护生命、保持健康、预防疾病的意思。"养生"一词的"资历"最老，在中医学理论产生前，有关人怎样"长生久视""不死之道"的理论，就已经成为热烈讨论的话题。于是"起居有常""讲究膳食""龟息吐纳""导引之术"等具体有利于人们健身的方法，在部分文化人中首先被提倡、被践行，并成为他们生活中不可缺少的一部分。现代"中国功夫"中的"太极拳""气功"等都有很古老的渊源，至今仍是中国人健身、防病的重要手段并蜚（音 fēi）声中外。最早的中国书籍分类就曾把医药书籍分成四类，其中就有"神仙类"，这一类书就说的是养生。① 它说明中国早在公元前就有了丰富的养生类书籍的收藏，也是当时人们重视养生之道的一个证明。这些也是给今天的人们在养生长寿方面留下的丰富遗产。

中医养生的历史至少有两千余年了。中医养生理论和各种体验不断地得到丰富和发展，再加上个人的习惯和经验，养生之法竟然像一个万花筒一样，让你看后眼花缭（音 liáo）乱，甚至有的说法自相矛盾，使你感到无所适从。因此我们必须根据自己的体质特点正本清源，清除糟粕（音 zāopò），回归科学。正确选择科学有效的养生方法，持之以恒，摒弃浮躁、跟风，就会使我们在养生中获益。从中医学理论看，归纳起来，占主导地位的养生主张是"形神兼养"，或叫"形神相济""形神兼备"，总之，几种说法意思都是一样的。说到"形神兼养"，不能不提到公元3 世纪时的嵇康和他的《养生论》。嵇康就是主张修性保神和服

---

① 参见〔汉〕班固《汉书·艺文志·方技略》。据中华书局点校本。

长沙马王堆"导引图帛书"

中国早在公元前就有了丰富的养生类书籍的收藏，也是当时人们重视养生之道的一个证明。这些也是给今天的人们在养生长寿方面留下的丰富遗产。

食①养身两种方法为一体的养生学者，也是历史上主张"形神兼养"的突出学者。

嵇康是古代一位有骨气的文人。因坚持自己的思想主张而被当时的朝廷加害，时年只有 39 岁。嵇康在临刑前，视死如归，要求弹一曲《广陵散》而闻名于史。但很多人却不知道他还是一位对养生学颇有研究的大家，他所撰写的《养生论》一文，合乎古训，符合医理，影响巨大，深受历代文人们的青睐（音 lài）。嵇康主张的养生思想和传统的中医养生观保持一致，他是传统养生观的代表人物。八百多年以后，宋代大文豪苏轼就曾见到《养生论》一文，当时有如获至宝的感觉。认为他说到自己的心坎里去了，于是，就抄写了几份，分别送给自己的友人②。

嵇康认为历史上长寿的人好像是禀受了大自然的灵秀之气，所以能够完全活到应该终了的寿命。要做到这一点，嵇康的主张是"形神兼养"。他认为，人的形体是依仗精神来支撑的，而精神是靠形体才能存在的，如果形体和精神互相结合，表和里完全

---

① 根据史实，嵇康主张的服食物质，包含当时比较流行的药物五石散。由于石药燥悍，故服食不当往往适得其反，轻则残疾，重则至死。因此服食也是有讲究的。

② 〔宋〕苏轼.养生论·跋.北京：中华书局，1985.

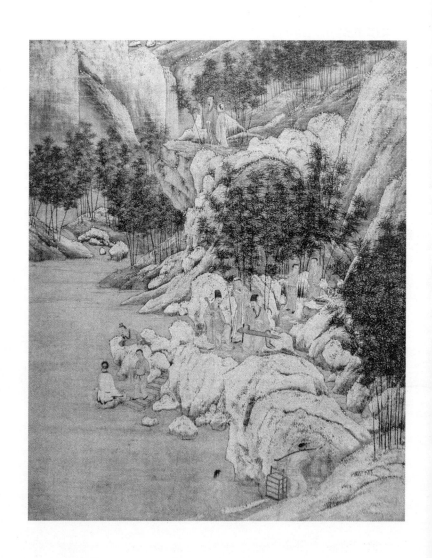

古人弹琴图

中医学占主导地位的养生主张是"形神兼养",或叫"形神相济""形神兼备"。

贯通，哪里有不长寿的道理？他还以生活为例，说明精神对于形体的支配作用，并比喻为像国家有了君主那么重要。他还说，有的时候，吃药也不一定能让人发汗，可是惭愧的心情一旦聚集，就会大汗淋漓（音lí）；有的时候，夜已深了，你就会打起瞌睡来，但是如果你的心里有忧虑的事情，就会使你整个夜晚不能入睡，也不会发困。这些生活中的事例可能许多人都经历过，嵇康说这都是精神的作用，精神受到损害，身体也会受到伤害[①]。那么什么是养生最大的误区呢？嵇康认为，就是自己的错误认识。他根据当时的情况总结出以下几种误区：

1. 把身体不舒服的时候当作得病的开始，忽视病前的健身与预防；

2. 从众心理，把大多数人寿命的长短当作自己寿命的长短，不想通过养生达到更长的寿命；

3. 忍耐不住物欲的诱（音 yòu）惑而怀疑养生的功效。

这些认识上的错误反映了多少人的真实心理。

既然要做到"形神兼养"，就需要"动静结合"。因为养神需静，

---

① 《黄帝内经·素问·疏五过论》："精神内伤，身必败亡。"

养形需动。有人说,"生命在于静止",又有人说"生命在于运动",其实哪一种说法都是不全面的,只有把两者结合起来,才能既养神又养身,最后达到"形神兼养"的目的。无论是养神,还是养身,中医学都有很丰富的理论阐述和具体做法的记载。

养神,首先要做到以恬(音 tián)静的真趣为快乐,到那种没有任何干扰的环境中,去寻求最大的幸福,这样,他的寿命就会与天地长存,这样做也是最聪明的养生方法。[①] 所以中国古代养生者,常觅一僻静之处,远离尘世上的喧嚣和物欲的诱惑,置名利于度外,或闭门读书,养花种草,或独坐参禅,清闲自乐,达到心无所思,心无所念的心境。总之,养神先要养心,以清心寡欲、淡泊超脱为最佳。现代连续快节奏的工作和生活,以及各种压力,可能就是一些年轻人,甚至白领年轻人过劳死或身体处于亚健康状态的主因。

养体无外乎靠膳(shàn)食和运动。关于膳食是大有学问的,再好的膳食也不能没有节制,否则就会发生各种疾病。嵇康认为,各种食物都会有助于身体,同时再服用些延年益寿、调整情志的中药,用它辅助食物营养的不足。不过,也有医学家认为"养生当用食补,治病还需药攻",食品和药品各有其用,它们是有严

---

① 《黄帝内经·素问·阴阳应象大论》:"乐恬淡之能,从欲快志于虚无之守,故寿命无穷,与天地终,此圣人之治身也。"

格的界线的。如果身体健康，吃粮吃肉，靠合理的膳食搭配就可以了；当人有病时，才用药物治疗[①]，两者不能颠（diān）倒。这是因为用药和食疗的目的从理念上是不相同的：用药以靶向性为优，即药物的针对性愈强愈好；而食疗以多样性为佳，即营养愈丰富愈均衡愈好。中药处方中君、臣、佐、使的配伍，是以君为主的一种合理组合，符合中国传统文化的正统思想，因此处方中的药味，并不是越多越好。这也是古代经典名方，药味并不是很多，而疗效却十分明显、突出的主要原因。

至于运动，中国古人早就通过练习"导引之术""五禽戏""太极拳""八段锦"等健身武术来强身健体了。现代健身运动更是手段繁多，即使每日散步也会有助健康。无论膳食，还是运动，都需要一种均衡，要明白"过当则伤和""过则为灾"的道理。养生自然有增寿的效果。养生应该在保健医师的指导下，根据每个人的身体状况分型、辨证地进行调适。无论养神还是养身，都要做到持之以恒，像春雨一样"润物细无声"。时间久了，才会有功效。

---

① 参见张从正《儒门事亲》卷二。见嘉靖辛丑年步月楼本。张从正是金元四大家中的攻下派代表医学家。

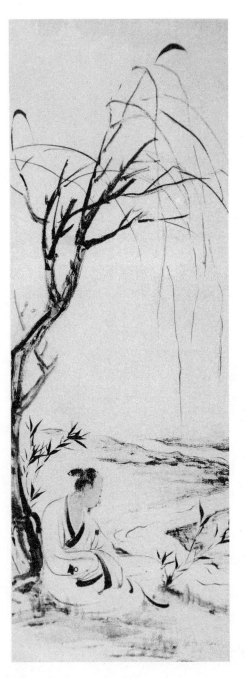

清心寡欲

中国古代养生者，常觅一僻静之处，远离尘世上的喧嚣和物欲的诱惑，置名利于度外，或闭门读书，养花种草，或独坐参禅，清闲自乐，达到心无所思、心无所念的心境。

养生根本大法莫过于顺应自然，"春夏养阳，秋冬养阴"①，同大自然的生、长、收、藏四季变化相一致，人体就会处于正常的新陈代谢之中。此外，还要重视情志上的健康，"和喜怒而安居处，节阴阳而调刚柔"，即协调喜怒而安定起居动静，节制阴阳的偏盛而调和刚柔，"如是则僻邪②不至，长生久视"③。通过对长寿之乡及超过百岁老人的调查，人们发现，长寿老人一般都生活在良好的自然环境中，都能做到起居按四季调整，膳食合理搭配，劳作一生，精神无忧。如此，怎么会不长寿呢？

主题词："形神兼养" 顺应自然

---

① 参见《黄帝内经·素问·四气调神大论》。

② 僻邪：指四时不正之气。

③ 参见《黄帝内经·灵枢·本神》。

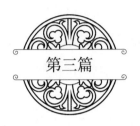

第三篇

传统节日与健身

阅读提示：中国传统节日与节气密切相关，节日里多有健康防病的内容：春节、上巳节里的防病习俗，端午节里的健身习俗，重阳节里的健身防病习俗。

　　一般来说，节日的内容是一种民俗，是扎根于人们心中的深层习惯。当这种民俗变成一种有一定地域特点的共同的生活方式，并进一步升华成文化的时候，由于长期的传承，其广度、深度、固化的程度都是外部力量难以撼动的。节日文化一旦形成就会变成一种民族的符号而著称于世。

中国传统节日，一年四季都有，且往往与节气的变化和民俗有关，所以又有节气节日和民俗节日的称谓。[①]而节日里又都有健身、防病的内容，前者是中国古代先民崇拜自然，"天人合一"思想在生活中的体现；后者体现的是让身体顺从自然，与自然协调一致，寓健身于娱乐之中的智慧。

中医学也主张"天人合一"，因此中医文献中常常提到春、夏、秋、冬四季（中医古籍中还有一个"长夏"[②]的名称，是指农历六月），并认为四季生、长、收、藏的更替和变化与人体的健康有密切关系。如：春生，人若违背"养生之道"，就会伤肝；夏长，违背"养长之道"，就会伤心；秋收，违背"养收之道"，就会伤肺；冬藏，违背"养藏之道"，就会伤肾。[③]

---

① 巫瑞书.南方传统节日与楚文化［M］.武汉：湖北教育出版社，1999.

② 长（音 chǎng）夏是指农历六月的夏秋之交，具体说是从夏至到处暑的这一段时间。

③ 参见《黄帝内经·素问·四气调神大论》。

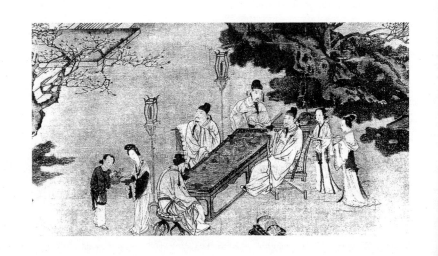

古人有春节喝屠苏酒的习俗

屠苏酒是把七味中草药用白酒浸泡而成，喝了以后可以避疫气，就是增强抵抗传染性温病和伤寒病的能力。按照中国的敬老习惯，吃饭、喝酒都是先礼让年长的人，而饮用屠苏酒却是从晚辈开始，它包含着希望老年人返老还童，越活越健康的意思。

"一年之计在于春"。春天是万物复苏的季节。中医认为，立春后三个月阳气开始上升，因此万物复苏，草木欣欣向荣。中国每年的第一个节日就是春节，俗称过年。过年的习俗可以追溯到史前氏族社会的"腊祭"。那时，谷物一年一熟，谷物成熟了，就要过年了，为了庆祝谷物丰收，中国的古代先民都要举行隆重的祭祀和酬谢神灵的活动，这就是最早的"腊祭"。直到汉（武帝）时才正式明确农历的正月初一为"岁首"，也叫"元日"。辛亥革命后，中国改用公历纪年，以公历1月1日为元旦，农历的正月初一也就叫春节了。大家一定听说过中国的春节有放鞭炮、贴春联的习俗，其实春节这一天还有喝屠苏酒来增强抵抗力的习俗。屠苏酒是把七味中草药用白酒浸泡而成，喝了以后可以避疫气，就是增强抵抗传染性温病和伤寒病的能力。按照中国的敬老习惯，吃饭、喝酒都是先礼让年长的人，而饮用屠苏酒却是从晚辈开始，它包含着希望老年人返老还童，越活越健康的意思。后来喝屠苏酒的习俗还传到了日本。

此外，春节期间许多地方还有舞龙、舞狮的习俗。

许多外国朋友都喜欢中国的书法艺术，而喜欢书法的人都知道中国的书圣王羲之。王羲之生前曾留给我们一篇著名的散文和墨宝叫《兰亭集序》，记载的是公元353年阴历三月初三上巳节在今天的浙江省绍兴市郊兰亭举行的一次文化名人集会的盛况和感想。上巳节一般都在每年农历三月的第一个巳日，也就是三月初三的那一天。传说节日源于古代女巫在水边用香薰草沐浴的故

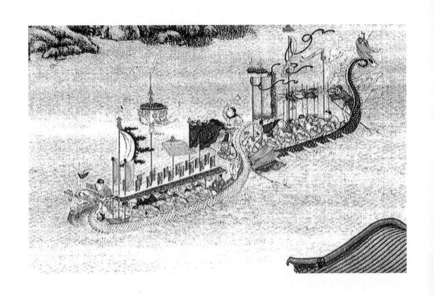

古人有端午节举办赛龙舟活动的习俗

端午节最大的群众体育活动就是在各地举办的赛龙舟活动。赛龙舟活动与古代吴越部族先民图腾龙祭的活动有关，后来随着吴越部族的迁徙，龙舟竞渡的习俗便带到其他水面丰富的地区，成为一项固定的体育活动。

事，认为这样就可以驱除不祥的事情和疾病。①特别是在中国的南部地区，这个季节一直有用香草煎汤沐浴的习俗。中国古代的诗歌总集——《诗经》②就记载了当时郑国青年男女春季出外野游、招魂、祓除秽污之事，充满浪漫主义神秘色彩。农历三月初三，大地已回春，天气晴朗，空气新鲜，春风和煦，再加上清明节与上巳节日期相近，踏青便成了这两节日的共同内容。这时人们除在水边洗濯（音 zhuó）、游乐之外，又可以借扫墓、纪念先人之机，到郊外去走一走，放松自己，让自己的身心都沐浴在明媚的大好春天里，后来踏青之风日盛，南宋画家张择端的《清明上河图》画卷反映的就是宋代清明时节汴京一带的民俗场面。画面上一共有人物五万五千余人，真实再现了汴河两岸清明时节踏青人的热闹场面和盛况。

过了上巳节、清明节，春天里的最后一个传统节日就是端午节了。端午节在每年的农历五月初五，这时的气候已经接近夏季。"端午节前都是草，到了端午都是药"，这是流传在湖南地区的

---

① 《周礼·春官·女巫》云："女巫掌岁时祓除衅浴。"郑玄注："岁时祓除，如今三月上巳如水上之类。衅浴谓以香薰草沐浴。"

② 此处指《诗经·郑风·溱洧》。专家认为郑国溱洧之会的风俗实际上应是楚风之源（巫瑞书．南方传统节日与楚文化．武汉：湖北教育出版社，1999.）。

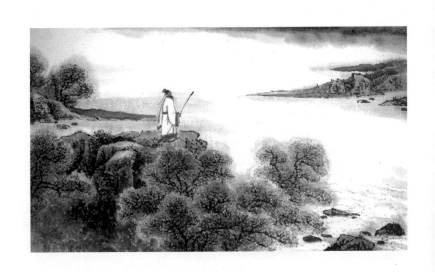

古人有重阳节登高的习俗

重阳节的体育与保健活动主要有登高（山）、插茱萸、饮菊花酒等。

重阳节登高（山），相传有近二千年的历史。

一句民谚。意思是说，一般植物到了端午节时就已经成熟了，像艾叶、菖蒲、葛藤、大蒜等一大批中草药植物就可以采摘了，随后经过加工就可以制成药材，所以端午节是采药、制药的好季节，故而端午节又称为"天医节"。端午节最大的群众体育活动就是在各地举办的赛龙舟活动。赛龙舟活动与古代吴越部族先民图腾龙祭的活动有关，后来随着吴越部族的迁徙，龙舟竞渡的习俗便带到其他水面丰富的地区，成为一项固定的体育活动。现在这项活动已经传到世界许多国家，成为一项寓体育运动于传统节日之中的国际赛事。

到了秋季，天气转凉，中国传统节日主要有中秋节和重阳节。其中重阳节的体育活动和保健内容最为丰富，也是为迎接冬季到来进行的一次"热身"。重阳节在每年秋天的农历九月初九日。古人认为，九是最大的阳数，如果日和月都逢九，就是重阳了。"九九"谐音"久久"，有长久的意思，所以重阳节又被百姓看作是老年人的节日。重阳节的体育与保健活动主要有登高（山）、插茱萸、饮菊花酒等。重阳节登高（山），相传有近二千年的历史。传说，东汉时有一位汝南人，名叫桓景，曾拜方士①费长房为老师。一天，费长房对桓景说，九月九日，你家一定有灾，应该马上离开家，并且全家每人都要做一个小口袋，里面装上茱萸这种中药，把它系在臂膀上，登上高处饮菊花酒就可以除掉灾祸了。桓景听

---

① 方士：古代称从事求仙、炼丹等活动的人。

后，全都照办了。到了晚上，他回到家里，发现自己所饲养的鸡、牛、犬、羊，全都死掉了，而他的家人，因外出躲避都得以幸免。[①]书中记载的故事虽然荒诞，但桓景外出避祸的所有行为，却都有益健康，于是他的做法就得以传承下来。茱萸有避蚊虫叮咬的功效；菊花是平肝降火的上品中药，而且还是重阳节的象征物；登山更是一项群体性的健身运动。从系茱萸到插茱萸，从登高到登山运动，两千年来，重阳节的健康习俗随时代发展而进步着，从重视它的过程向更重视它的价值方向转变。

主题词：节日健身　顺从自然

————————————

① 参见吴均《续齐谐记》。

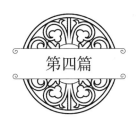

第四篇

病从口入，疾从欲生

> 阅读提示：广义上的"病从口入"；"五味"是利与弊的双刃剑；中国古代均衡饮食的主张；君子三戒；中国古代的"适欲"主张。

　　"病从口入"是老百姓口头上的一句谚语，中医学有广义的解释，不仅指细菌、病毒及有害健康的物质通过口腔、呼吸道侵入人体，还包括不符合生理卫生，无益于身心健康的饮食习惯。

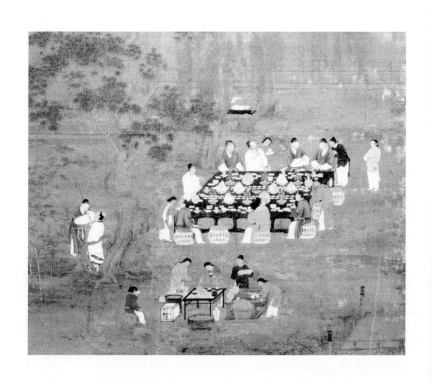

古人烹调图

中国是烹调美食历史悠久的国家，也是最早重视饮食对人体健康影响的国家，早在中医药理论形成之前就知道烤、煎、煮、蒸等烹饪方法。

中国是烹（音 pēng）调美食历史悠（音 yōu）久的国家，也是最早重视饮食对人体健康影响的国家，早在中医药理论形成之前就知道烤、煎、煮、蒸等烹饪方法。相传有个叫伊尹的人，当时就是煮汤的高手，还写了一本名叫《汤液》的书。中医理论形成后又认识到"百病横夭（音 yāo）多由饮食；饮食之患，过于声色"的道理。① 周朝时（约公元前 5 世纪）医学分科就已专设食医（相当于现代的营养师），可见当时人们对饮食科学有多么重视。

中医认为，"人以水谷为本"。② 就是说，人的生命是以水谷食物为根本的。水的好坏，食物营养是否均衡，直接影响人的身体健康。中医学还把各种食物归纳、区分成五种口味，即酸、辛、苦、咸、甘，认为五种味道的食物入胃以后，分别归入它们喜欢的脏腑。酸味入肝脏，辛味入肺脏，苦味入心脏，甘味入脾脏，咸味入肾脏。③ 但任何事物又都是利弊的双刃剑，一方面人体内的精血依赖食物五味的物质摄（音 shè）取；另一方面又因为过食五味中的某一味食物，容易引起体内的某种营养物质的过剩或缺乏，从而发生疾病。可见，营养摄取的本质需求是均衡！例如，过食酸

---

① 参见〔梁〕陶弘景《养生延命录》。

② 参见《黄帝内经·素问·平人气象论》。

③ 《黄帝内经·素问·宣明五气篇》："五味所入，酸入肝，辛入肺，苦入心，咸入肾，甘入脾，是谓五入。"

的东西会伤害脾脏，过食苦的东西会伤害肺脏，过食辛辣的食物会伤害肝脏，过食咸的东西会伤害心脏，过食肥甘厚味会伤害肾脏，容易导致湿热痰浊，产生痈疡等病症。总之，都是一种营养摄取不均衡之弊。相反，如果五味调和得当，就会使人的骨骼正直，筋脉柔和，气血流通，肌肉紧密，这样，人就可以享受天赋（音fù）的寿命了。①

对于饮食，最重要的是不要偏食，讲求饮食结构的多元化和营养成分的均衡。中国古人用五种谷物作为主食，用五种水果作为辅助，用五种肉食作为身体的补益，用五种蔬菜作为营养的补充。②至今看来，是有科学道理的。据传，留美中国学生为节省开支，经常食用美式烤鸡，因为鸡肉的营养价值是很高的，而且在美国

---

① 参见〔晋〕葛洪《抱朴子》。又，《黄帝内经·素问·生气通天论》："……是故味过于酸，肝气以津，脾气乃绝；味过于咸，大骨气劳，短肌，心气抑；味过于甘，心气喘满，色黑，肾气不衡；味过于苦，脾气不濡，胃气乃厚；味过于辛，筋脉沮弛，精神乃央。是故谨和五味，骨正筋柔，气血以流，腠理以密，如是则骨气以精，谨道如法，长有天命。"

② 《黄帝内经·素问·脏器法时论》："毒药攻邪。五谷为食，五果为助，五畜为益，五菜为充，气味合而服之，以补精益气。"五谷：古时指粳米、小豆、麦、大豆、黄黍。五果：古时指枣、李、栗、杏、桃。五畜：古时指牛、犬、猪、羊、鸡。五菜：古时指葵、韭、藿、薤、葱。

也是较便宜的一种食品。结果，常食鸡肉的中国人还是患了营养缺乏症。所以再好的食品，也不可偏嗜（音 shì）。为此中国有很多饮食方面的谚语、俗语，对预防"病从口入"大有裨（音 bì）益。如："吃得多，不如吃得少；吃得少，不如吃得好。""早餐要吃好，午餐要吃饱，晚餐要吃少。""夜饭少吃口，活到九十九。""人生难买老来瘦。""皮带长，寿命短。"这些都是符合饮食卫生的民谚。

中医认为"药食同源"，但只有少数的食物，既是药物，也是食物，如生姜、大枣、核桃、山药等。大多数的食物与药物还是有区别的，所以又有"药补不如食补"的说法。也就是说，人根据自己的体质，可以用食物补充身体的不足。例如，身体虚弱的人，可有针对性地多吃高蛋白、高维生素的食物；身体虚胖，痰湿较重的人，应多吃些核桃、大枣一类的食物。总之，要因人而异，有针对性地通过食补达到健体，防病于未然。日本专家在研究中国香港地区的长寿秘诀时也认为，饮食习惯与长寿密切相关（根据世界卫生组织报告，中国香港是世界上男性、女性平均寿命最长的地区之一）。

欲，人皆有之。饮食、男女，都是人的天性，也是人的欲望，然而使生命不顺的恰恰是人的欲望，所以要节制欲望，才能获得

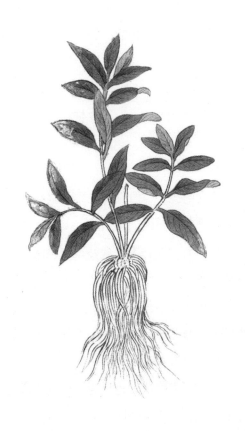

药食同源

中医认为"药食同源"，但只有少数的食物，既是药物，也是食物，如生姜、大枣、核桃、山药等。

长生久视。①孔子是大教育家，也是社会学专家，他对人生的规律最有研究。他说："君子有三戒，少之时，血气未定，戒之在色；及其壮也，血气方刚，戒之在斗；及其老也，血气已衰，戒之在得。"②这里所说的"色""斗""得（贪）"，都是人的一种欲望，也就是人在不同年龄段上欲的特点、弱点。戒色、戒斗、戒得，是向不同年龄段的人们提出来的一种告诫。与人的身体健康密切相关的欲，不外乎两种：一是饮食，二是男女。中国古代哲学家们就曾提出过对待欲的不同看法。如老（子）、庄（子）提倡的就是"无欲"，主张"祸莫大于不知足，咎莫大于欲得"③，意思是祸患没有超过不知足的了，罪过没有超过贪得无厌的了。孟子提倡的是"寡欲"，主张"养心莫善于寡欲"④，有人说这是禁欲主义，早已不符合时代潮流了。其实，"寡欲"不是"禁欲"，更不是"纵欲"，而是一种"适欲"。意思是人要节制欲望，使它适度，使它"得其情也"。⑤中医学吸收了这些思想，认为人们一般的疾病，

---

① 《吕氏春秋·孟春纪第一·重己》："使生不顺者，欲也。"

② 参见《论语·季氏》。

③ 老子.道德经（下篇）[M].北京：中华书局，1954.

④ 杨伯峻.孟子译注（下）[M].北京：中华书局，1960.

⑤ 《吕氏春秋·孟春纪第一·重己》："凡生之长也，顺之也……故圣人必先适欲。"《吕氏春秋·仲春纪第二·情欲》："圣人之所以异者，得其情也。"（诸子集成（六）.北京：中华书局，1954.）

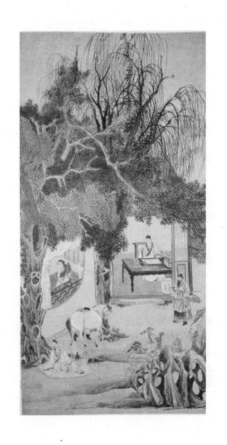

适欲

中医学主张，人要做顺乎自然的事情，以恬静的真趣为快乐，在没有任何干扰的环境里去寻找最大的幸福，这样，生命就会无穷尽，与天地一样长存。

不是饮食不好伤害了脾胃，就是色欲无度，亏损了肾。脾和肾在中医学理论中都属于阴，而人们的过度欲望，叫作阳。由于欲过于旺盛，就会导致人的阳气过旺，这时被伤害的脾和肾就会两亏，导致阴虚，这时人就会阴虚阳（火）旺，阴阳不平衡，就会生病。[①]晋代养生学家嵇康指出，养生有五难，即"追逐名利、狂欢暴怒、贪恋声色、嗜食肥甘、情志不稳"。五难都会造成对身体的伤害。在这五难中，属"贪欲"方面的至少就占了三项，可见节制欲望对人的健康是多么重要。所以，中医学主张，人要做顺乎自然的事情，以恬静的真趣为快乐，在没有任何干扰的环境里去寻找最大的幸福，这样，生命就会无穷尽，与天地一样长存。[②]这就是"节欲"的好处。

不过"去欲"绝非易事。有一次，苏轼（东坡）在与他人讨论调气养生之事时，深有感触地说："皆不足道，难在去欲。"[③]

被誉为中华五千年第一风流文人的李渔曾经既提倡"王道本乎人情"，即做事要近人情，以人情为本；又提倡节制色欲，主

---

① 　任应秋.医药学术的争鸣［M］.重庆：重庆出版社，1957.

② 　《黄帝内经·素问·阴阳应象大论》："是以圣人为无为之事，乐恬憺之能，从欲快志于虚无之守，故寿命无穷，与天地终。"

③ 　〔宋〕苏轼.东坡志林［M］.北京：中华书局，1981.

张"一节快乐过情之欲，二节忧患伤情之欲，三节饥饱方殷之欲，四节劳苦初停之欲，五节新婚乍御之欲，六节隆冬盛暑之欲"[①]，做到"常见可欲之事，反而使心不乱"[②]。这是需要有多么大的毅力啊!

主题词：节制欲望 适欲长寿

① 〔清〕李渔·闲情偶寄［M］.天津：天津古籍出版社，1996.

② 这是李渔反用老子的话。李渔有言："不如日在可欲中……心之不乱。"

肆 · 绿色中医

绿色代表生机、生命与健康。

无害化诊疗代表未来，

让患者的医疗感受由恐惧变为一种享受。

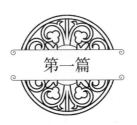

第一篇

诊疗方式的传统与现代

阅读提示：中医学与现代医学诊病方式截然不同；中医
诊病方式有它的优势和实用价值；诊有"三常""五过"；
要懂得一点儿社会学；诊疗方式，完全由疾病本身需要
所决定。

中医学有着同现代医学不同的特殊诊疗方式。中医学诊病通
过综合望、闻、问、切（脉）所得到的信息来诊断、分析、确定
患者的疾病是阴（证），还是阳（证）；是表（证），还是里（证）；

是寒（证），还是热（证）；是虚（证），还是实（证）。中医学把它叫作"四诊八纲"。[①] 中医学认为，疾病是一定有它的外在表现的，证就是疾病所有外在表现的综合概括。同一种疾病在不同患者身上可能表现为不同的证候；相反，不同的疾病也可能会表现出同样的证候，这就是中医学诊病的特点。

通过"四诊八纲"，医生获得的是疾病的病因、病机、病位、病性，以及病变过程中正气和邪气双方力量对比等情况。如"心气虚""肝阳上亢""脾肾阳虚"等。针对上述诊断的情况，中医大夫都会有针对性地用中药、针灸等加以调治。中医诊断的这个过程也叫"八纲辨证"。过去国际象棋比赛曾进行过人机对话，而一个合格的中医师在诊断中的准确性，不亚于一台现代的计算机。因为中医诊断以辨"证"为先，和现代医学病人开口便问医生"大夫，我得的是什么病"是不一样的，这样问中医大夫，会使他感到为难。

"四诊八纲"在诊断疾病的过程中，每一个步骤都蕴含着专门的知识和技巧，包含着极其丰富的理论知识和实践经验，这要求习医者必须具有悟性和智慧才能掌握。这也是培养一位优秀的

---

① 《黄帝内经·素问·阴阳应象大论》："善诊者，察色，按脉，先别阴阳；审清浊而知部分；视喘息、听声音而知所苦；观权衡规矩而知病所主。"

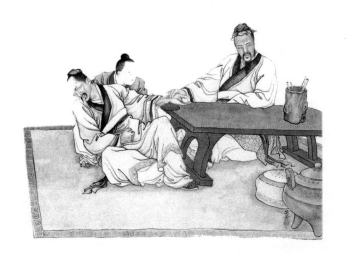

古人诊脉图

中医诊病通过综合望、闻、问、切（脉）所得到的信息来诊断、分析、确定患者的疾病。

中医师更困难的原因所在。随着电子、信息、化学、生物、影像、材料等学科的发展及其在医学科学中的应用，现代医学有了突飞猛进的发展。而中医这种传统的、古老的、近似于手工作业式的诊断方式仍有着它的优势和实用价值。

第一，中医诊断是绿色的，许多治疗不会给病人带来负面的伤害。据报道，美国医学科学家发现，现代的CT（电子计算机断层扫描）、核磁共振等影像扫描技术，在更清晰地发现疾病部位及状况的同时，还会给病人带来辐射的伤害，从而增加患者肿瘤的发生率，并正在引起广大医、患者的关注。

第二，中医诊断特别重视环境因素和心理因素①对疾病的影响，而这些恰恰都不是单纯靠仪器检测所能解决的。中医学理论告诫大夫，诊病时，对病人的贵贱、贫富、苦乐三种情况，必须要先问清楚，因为这些都与人的疾病、健康息息相关。有些环境和心理因素可能就是某些病症的起因。譬如原来曾是做高官的，一旦因某种原因降职罢官，即使身体不中（音 zhòng）外邪，但精神上有可能先已受伤，这种精神上的伤害，就可能导致身体的败坏，甚至死亡。就是高兴的事，也会因极度兴奋的刺激，给人体带来伤害。清末吴敬梓先生的小说《儒林外史》中的人物范进就是因

---

① 《灵枢·师传》："入国问俗……临病人问所便。"

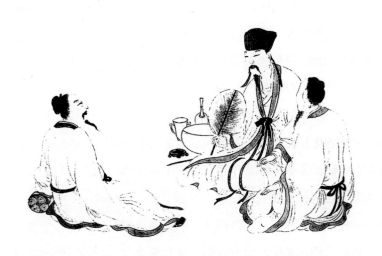

问诊可以了解某些疾病的起因

诊病时，对病人的贵贱、贫富、苦乐三种情况，必须要先问清楚。因为这些都与人的疾病、健康息息相关。有些环境和心理因素可能就是某些病症的起因。

年迈中举，喜极"伤心"，而招致癔病的发生。[1]

还有，原先比较富有的人，一旦变穷，也可能会发生皮毛枯焦，筋脉拘挛，成为痿躄（音 bì）的病人。对于这样的病人，大夫如果不能及时给予治疗，转变患者的精神意识，就可能失去合适的治愈时机，而使病情继续发展。[2]汉代针灸名医郭玉，给地位显赫的人治病，有时不能治好，但这些病人换一个地方治疗就能治愈，别人都感到很奇怪，就去问郭玉。郭玉说："地位显赫的人处在高位指使我，而我却在低下的位置顺承他，因为恐惧的心情，再加上判断病情时小心谨慎的意念，有没完没了的顾虑，肯定会影响对疾病的诊疗。"[3]所以一个有修养的中医师，不仅要知道天地阴阳、四时、经络及五脏六腑之间的相互关系，懂得治病的手段和它相对应的病证，还要了解患者的各种情况及近期在社会、人文方面发生的变化。做到这些，大夫才不会发生失诊或误诊的情况。

第三，中医诊断还特别重视患者的生活习惯、饮食好恶。譬

---

[1] 参见〔清〕吴敬梓《儒林外史》。

[2] 《黄帝内经·素问·疏五过论》："诊有三常，必问贵贱，封君败伤，及欲侯王。故贵脱势，虽不中邪，精神内伤，身必败之。始富后贫，虽不伤邪，皮焦、筋屈、痿躄为挛。"三常：指贵贱、贫富、苦乐。

[3] 参见《后汉书·方技传·郭玉传》，据中华书局点校本。

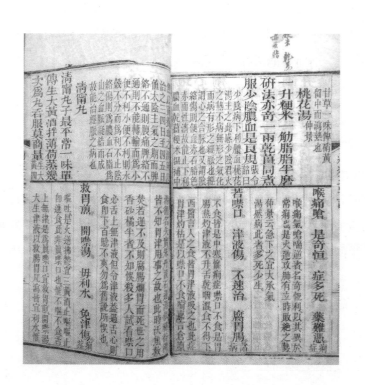

辨证论治

辨证论治是中医学的重要特征之一。

如，宋代有一位太守患了喉疾，在喉部长了一个痈，已经溃烂，长期不能治愈。有一天，太守请来一位名叫杨介的医师给自己诊治。杨大夫经过问诊，了解到这位太守平日喜欢食用鷦鷯（音 jiāo liáo）。鷦鷯是一种飞禽，好食半夏。半夏是一种有毒性的中药。本草书上记载，半夏能刺激人的咽喉，凡医方中需要使用半夏的时候都要配伍生姜一起使用，来降低半夏的毒性。[①] 由于太守常食鷦鷯，于是鷦鷯身上的半夏药毒通过食物链又传给了太守，并使太守喉部因毒生痈。杨介明白了发病原因后，就针对性地让太守服用生姜进行解毒。太守累计吃了一斤（500 克）生姜后，生在喉部的痈就慢慢地消失了，疾病也就痊愈了。太守非常吃惊，就问杨介其中的道理。杨介说："生姜能解掉半夏的毒性，所以能够治愈。"[②] 看来要正确诊断疾病，除了需要扎实的医学功底外，还要有丰富的生活经验。

辨证论治是中医学的重要特征之一。辨证论治与中医治疗学中的"治病求本""扶正祛邪""调整阴阳"等原则是一致的。中医学在诊断治疗疾病时，非常重视患者的元气。中医学认为，一个"终身无病者"，最终还是会"待元气之自尽而死，此所谓

---

① 〔明〕李时珍《本草纲目·第十七卷·半夏》："陶弘景曰：'有毒蜇人咽喉。'方中有半夏必须用生姜者，以制其毒也。"

② 参见〔明〕徐春甫《古今医统》。

终其天年者也"。"至于疾病之人，若元气不伤，虽病甚不死，元气或伤，虽病轻易死"。[①] 故而中医在治疗时思考最多的就是培"本"，呵护元气。之所以传统的诊疗方法不会完全被现代的各种诊断仪器所取代，是因为"八纲辨证"是中医整个诊疗体系的一部分。患者选择哪种诊疗方式，应该由疾病本身的需要所决定，既不是金钱，也不是变了味的"效益"。归根到底，是由人的健康需要所决定，期盼这一天早日彻底到来。

主题词："四诊八纲" 辨证论治

---

① 参见〔清〕徐大椿《医学源流论·元气存亡论（卷上）》。咸丰七年海昌蒋氏衍芬草堂本。

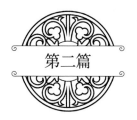

神奇的针灸术

> 阅读提示：中国针灸技术的起源与沿革；连接五脏六腑的经络与"气穴"；至少要记住中国针灸学历史上的三位针灸学家；针灸术是世界最早认识中国和中医的一张"名片"。

2007 年，笔者在四川省成都市参加了一次有关中医学申报世界非物质文化遗产的研讨会，不曾想三年后（2010 年 9 月 13 日）中国已向联合国教科文组织提交了将中国针灸列入人类非物质文

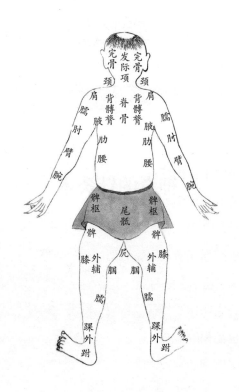

背面骨度部位图

中国针灸已经列入世界非物质文化遗产。

化遗产的申请（后得知 2010 年 11 月 16 日在肯尼亚内罗毕，中国针灸通过了联合国教科文组织保护非物质文化遗产政府间委员会的审议，中国针灸已被列入人类非物质文化遗产代表作名录）。实际上中医针灸早已被许多国家承认并在临床上使用。

"针灸"一词在中国古代原本是由"针"和"灸"两个单音词组成的复合词。"针"是指针刺疗法，"灸"是指灸疗法，这是两种不同的物理疗法。相传这两种治疗方法比用药物治疗疾病还要早。随着时代的发展、语言的变化，"针灸"已经变成主要表示针刺治疗的双音词了。

中国针灸源于古代砭石。砭石是一种一边磨锐的刀形石块，最初只是用它来按压痛处或破开痈肿，排脓放血，后来逐渐发展成为刺穴治疗的工具。出于治疗的需要，砭石、镵（音 chán）石、针石等不同形状、不同叫法的石制治疗器具的种类也多了起来。① 冶金术发明后，一种叫青铜针的金属针具就替代了石制的针具，人们把它叫作"青铜砭针"。随后，用黄金、白银制成的金针和银针也都相继出现了。1968 年，在河北省满城县西汉刘胜墓中就出土了医用的金针和银针。由于它们的成本太高，所以不

---

① 〔隋〕全元起《内经训解》："砭石者，是古外治之法。有三名：一针石、二砭石、三镵石。其实一也。古来未能铸针，用石为针，故名之曰针石。"

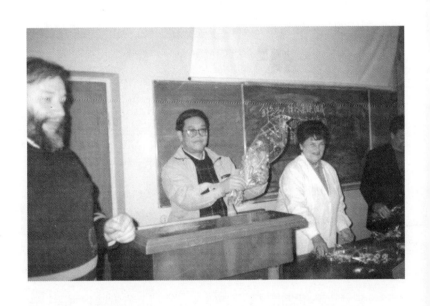

20 世纪 90 年代，作者与乌克兰共和国针灸专家交流学习

中国针灸早已被许多国家承认并在临床上使用。

锈钢问世后，不锈钢针具就被广泛使用起来了，直到今天。随着科技的不断发展，一些特殊的针具也相应问世。笔者曾在20世纪90年代访问过乌克兰共和国。在那里，乌克兰共和国的医学专家普遍采用的是激光针灸机。用激光对准人体穴位进行治疗，也有较好的疗效。灸疗法也是古老的治法之一，有着悠久的发展、演变历史。灸疗法古称灸焫(音ruò)，就是用火烧灼的意思。① 灸疗法所用的材料主要是艾叶。艾叶是一种味苦、无毒的中草药。用艾叶制成的灸治材料柔软如绒，故称艾绒，这样灸疗法也就称为艾灸了。如果灸疗法再配合针刺，其疗效就会得到增强。

从历史上看，针灸治病要比汤药和热敷的办法更进一步。公元前4世纪，中国名医扁鹊在给齐国国君田午治病时曾经说过：当疾病在人体的体表和肌肤的时候，用汤剂和热敷的办法就可以达到治病的目的；如果疾病到了人体的血脉，只有针石才能达到治疗的目的。② 所以中国现存的第一部医学经典著作《黄帝内经》就主要论述针术而很少论述药理，充分说明经络治疗的重要性。③

------

① 《黄帝内经·素问·异法方宜论》："故灸焫者，亦以北方来。""脏寒生满病，其治宜灸焫。"

② 参见〔汉〕司马迁《史记·扁鹊仓公列传》。

③ 〔金〕张从正《儒门事亲·汗下吐三法该尽治病诠》："或言《内经》多论针而少论药者，盖圣人欲明经络。"

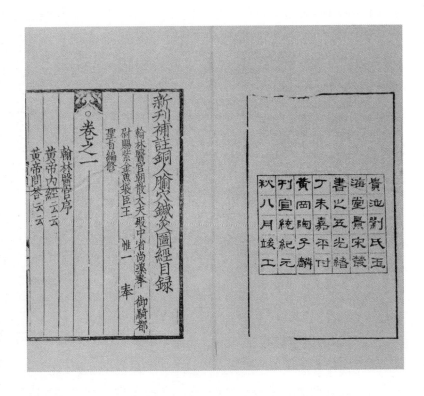

王惟一考订了宋代以前明堂图的经络孔穴

宋代翰林医官王惟一在针灸学上完成了四项伟大工作:第一,他考订了宋代以前明堂图的经络孔穴;第二,他写成新的针灸图经,取名《铜人腧穴针灸图经》;第三,他铸造了立体铜人孔穴模型;第四,雕刻了针灸图经石碑。这四项工作对针灸学的教育和普及起到了推动作用。

中医学认为，五脏是人体最重要的脏器，包括心、肝、脾、肺、肾，是生命活动中重要的元素——精、气、神、血的贮藏（音cáng）器，因此是生命的根本。六腑，即胃、小肠、大肠、膀胱、胆、三焦是消化水谷和传导津液与糟粕的器官。而把五脏和六腑器官联系起来的组织系统，使人体构成一个完整有机体的就是经络。经络也是人体气血运行的通路，主干是经脉，分支称作络脉，就好像每个国家密集的水陆通道，把全国各大城市连接起来一样。针灸的穴位又叫"气穴""腧穴"，是经气（真气）出入的门户，也就是人体脏腑、经络之气输注并散发于体表的部位，就好像陆上道路的转运站、水上交通的港口。脏腑发生病变时，往往通过经络反映到体表的穴位上来。而针灸有关的穴位，可以疏通经络，调和气血，达到治愈、缓和或控制脏腑病情；可以对内环境发生紊（音wěn）乱的部分进行调整。

在中国针灸学历史上至少有三位针灸学家是应该记住的。第一位是皇甫谧，他是公元3世纪（215~282）的针灸学家。他在患有严重风湿病的情况下，对以前的针灸疗法做了深入的研究和总结，撰写了《黄帝针灸甲乙经》（简称《甲乙经》）一书。这部书叙述了学习针灸应该了解的生理、病理、诊断、治疗和预防等各方面情况，详细介绍了针灸穴位的分布及适应证、禁忌证等。只要你读了这部书就可以了解整个针灸学的全貌。第二位是宋代的翰林医官王惟一（987~1067），他在针灸学上完成了四项伟大工作：第一，他考订了宋代以前明堂图的经络孔穴；第二，他

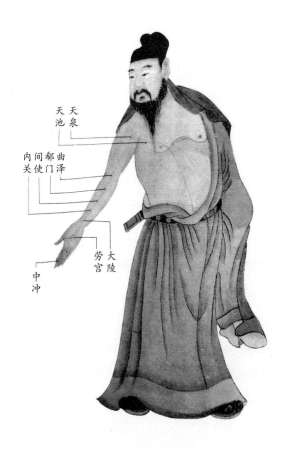

天
泉

天
池

曲
泽

郁
门

间
使

内
关

大
陵

劳
宫

中
冲

人体经络图

中国针灸是古老的，也是现代的；是属于中国的，也是属于世界的。

写成新的针灸图经，取名《铜人腧穴针灸图经》；第三，他铸造了立体铜人孔穴模型；第四，他雕刻了针灸图经石碑。这四项工作对针灸学的教育和普及起到了推动作用。[①] 第三位是明代较有影响的针灸学家杨继洲（1552~1620），他综合了历代针灸方法，广求群书，写成《针灸大成》一书，书中保存了历代各种针灸文献。直到今天他的书仍是学习针灸的重要参考书。

针灸疗法是最早走出国门的中医诊疗技术，也是目前"落户"海外各国最多的中医治疗方法，它是让世界最早认识中国和中医的一张"名片"。皇甫谧的《黄帝针灸甲乙经》早在公元 6 世纪就由佛僧知聪带到日本，成为日本医学生必修的医书，针灸技术也一直在日本传承着。后来日本的泽田健先生成了著名的针灸名医，他创立的以五脏六腑为本的太极疗法形成了日本针灸学界独特的泽田学派。[②] 目前，针灸的显著疗效逐渐被世界上许多国家所接受。对针灸疗法的有效性、安全性和科学性，世界卫生组织（WHO）和美国国立卫生研究院（NIH）等重要组织都给予了充分的肯定。虽然针灸疗法疗效确切，但是机理不明，有待我们去破解它的奥秘。

---

① 史仲序.针灸医学经纬［M］.台北：正中书局，1997.

② 徐又芳.遍及世界的针灸热［M］.北京：人民卫生出版社，1987.

中国针灸是古老的，也是现代的；是属于中国的，也是属于世界的。

主题词：中国针灸　环球留香

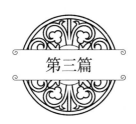

第三篇

刮、按、烙、蒸都祛病

阅读提示：中医疗法有它特定的、优势的、对应的疾病谱；刮、按、烙、蒸都能祛病；崇尚自然疗法、绿色疗法，给具有中医特色的医疗市场带来新机遇。

现代医学和中医学，无论采用怎样的治疗手段，都有它特定的、优势的、对应的疾病谱。传统中医治病有一些特殊的治疗方法，如刮（痧）、按（摩）、烙、（熏）蒸等方法，这些方法是通过光、热和各种刺激的物理作用，达到治疗疾病目的的，所以又称为理学疗法。其实，针和灸都属于理学疗法，针刺通

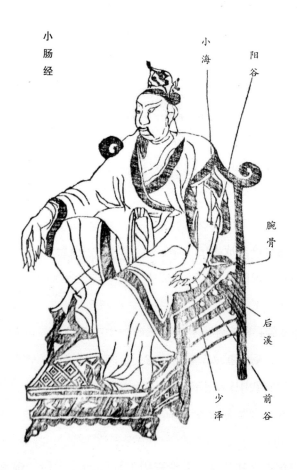

小肠经

小海　阳谷

腕骨

后溪

少泽　前谷

人体经络图

传统中医治病有一些特殊的方法，如中医治病的刮（痧）、按（摩）、烙、（熏）蒸等方法，把它们归纳起来，就叫作理学疗法。其实，针灸也属于理学疗法。理学疗法的理论依据主要是经络学说。

过针的刺激作用来到达治病目的，灸通过热刺激作用来达到治病目的。理学疗法虽然古老，却简便易行，容易掌握，而且成本低廉，尤其适合缺医少药的不发达国家和地区。同时，理学疗法是一种利多弊少的绿色疗法，很少会毁伤人体的组织器官。现代医学的外科手术虽然有很大的进步，但有些手术把人身的某个器官不是摘除，就是换掉，即使这样做是必需的，也是十分无奈的。因此，中医的理学疗法至今仍受到老百姓的欢迎，至少也是治疗手段上的选项。不过，这些疗法虽然简便，但仍需在辨证论治等中医理论指导下进行，才会疗效显著。

理学疗法是中医学经过长期医疗实践积累、总结出的治疗方法，在民间有许多成熟的理论和治疗案例。如几年前中国有部电影叫《刮痧》，说的就是中医用传统的刮痧方法治病时发生的故事。刮痧是民间常见的治疗方法，它可以使身体的局部气血运行通畅，以达到治病的目的。刮痧疗法源于中国古代。最初是用来治疗"痧"一类的疾病，后来扩大到治疗内科、妇科、儿科等多种疾病。在长期的医疗实践中，人们还发现刮痧除了有治疗作用外，还有保健作用。通过刮摩全身各个部位或某一部位，可以调整人体全身或局部的功能，达到强身健体、预防保健的目的。记得小的时候，常看见成年人之间，一个人给另外一个人刮痧。听老人们讲，人如果有火①，就可以通过刮痧把火去掉。刮痧时，刮痧人用一种铜铸的老旧钱币，蘸（音 zhàn）上麻油，使劲在被刮痧人的后背上，从上至下反复刮动。一会儿，那个人的后背皮肤就会充血，泛出紫红色。如果在刮摩的过程中有酸、胀、麻、重、沉的感觉，治疗效果就会更好。老人们认为，通过刮痧，体内的火就都排出来了，由于上火引起的各种不适也就很快消失了。这种疗法既不用服药，也便于操作，而且安全可靠，副作用小。因此，在民间，目前仍有市场。按摩也是传统中医外治疗法常用的一种手段。按摩又称推拿，两词至今并存。按摩既有发散的作用，也有阻遏（音 è）来势急猛疾病的作用②。按摩既可以祛病，协调各组织器官的功能，也可以养生，疏通经络，调节气血，维护身体的健康。如果精神多次受到惊吓后，或筋脉不能通畅，肢体产生麻木时，就可以用按摩的方法，再辅以药酒进行治疗③。按摩还可以使关节通利，血液流通顺畅，以及加快消除疲劳、保持精神旺盛的作用。目前，按摩已广泛用于运动员的疗伤和放松肢体、缓解疼痛、提

---

① 火：火是人体阴阳失衡后出现的阳亢内热证。火，从病理上可分作虚火和实火两大类。常见的有肝火和心火两种，都属于实火。

② 〔宋〕《圣济总录·治法·按摩》："大抵按摩法，每以开达抑遏为义。开达则壅蔽者以之发散，抑遏则剽悍者有所归宿。"

③ 《黄帝内经·素问·血气形志篇》："形数惊恐，经络不通，病生于不仁，治之以按摩醪药。"

高体能等方面。

按摩，也有许多手法，如推、拿、捏（音 niē）、揉（音
róu）、颤（音 chàn）、滚、打、摇等。用按摩的方法治疗儿科
病时往往会有特殊的疗效。儿科，古代叫哑科。又因小儿言语不
能相通，病情不易测定，所以有"宁治十男子，莫治一妇人；宁
治十妇人，莫治一小儿"的民间谚语。[①] 可是，治疗小儿病有难治
的一面，也有易治的一面。因为小儿的病往往种类很少，不是在
外感受风寒，就是在内被饮食所伤，再有就是抽风、疳积[②]、癫痫（音
xián）等几种病。如果小儿患了抽风惊厥，就会牙关紧闭，再好
的药物也不能服用，这时大夫可根据小儿得病的部位，采用不同
于成年人的"指推"的方法，慢慢把小儿推醒，然后再服用药物。
在这个过程中，按摩疗法会有神奇的功效。[③] 小儿食积，也称"停
食"，是由于小儿脾胃虚弱、饮食不当而引起的常见疾病。这时

---

① 〔明〕张景岳《景岳全书·小儿则总论》。据 1959 年上海科学
技术出版社影印岳峙楼本。

② 疳积：中医儿科病名，以面黄肌瘦、肚腹膨胀、营养障碍，伴有
慢性消化不良为特征。

③ 〔清〕熊应雄《小儿推拿广意》："譬如急慢惊风，牙关紧闭，
虽有丹药，无可如何。先视其病之所在，徐徐推醒，然后进药，不致小儿受苦。
则推拿一道……岂不神欤？"

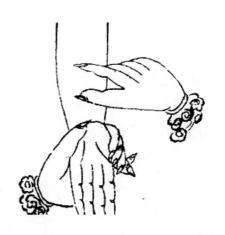

古代小儿按摩图

按摩也是传统中医外治疗法常用的一种手段。按摩又称推拿，两词至今并存。按摩既有发散的作用，也有阻遏来势急猛疾病的作用。按摩既可以祛病，协调各组织器官的功能，也可以养生，疏通经络，调节气血，维护身体的健康。

采用捏脊疗法，可以起到健脾消积，缓解小儿食积症的作用。

过去，按和摩、推和拿都是有区别的，如同针和灸一样，现在它们都已经联缀（音 zhuì）成一个双声词，表达一个固定范畴浑言[①]的意思，学习的人一定要明了它们的析言[②]差异。

烙法最早是一种利用热物理作用促进局部血液循环的简易疗法，后来与古代九针之一的火针结合，成为替代刀具的一种治疗方法。中医外科最早的专著《刘涓子鬼遗方》说："凡里有脓毒，诸药贴不破者，宜用熟铜针于油火上燎（音 liáo）透……后以铜针浅浅针入，顺针而出脓者，顺也。"[③] 以后医学家所论烙法，多用来排脓，形成中医外科独特治疗方法，归纳起来主要有烙洞引流、止血、切割脓物、破坏病灶、灭菌等作用。[④]

---

① 浑言：训诂学术语。浑统称说之意，同析言相对。如"呕吐"一词，浑言则义同，析言则义别。

② 析言：训诂学术语。分析称说之意。如"视见"一词，浑言则义同，析言则义别。

③ 〔晋〕龚庆宣《刘涓子鬼遗方》。

④ 胡承晓.粗火针烙法在中医外科的临床应用概况［M］.中医外治杂志，2007，16（6）.

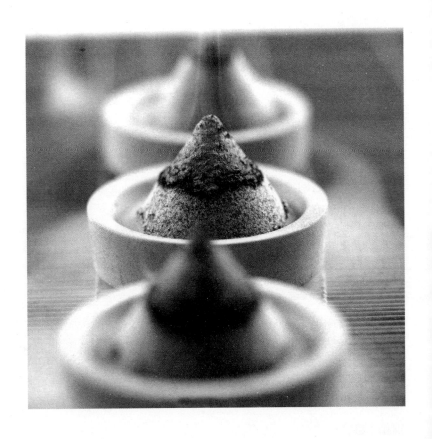

香熏图

香熏具有清洁居室、防治疫病的作用。目前，香熏已成为白领阶层人们健康生活的一部分。

由于现代医学外科学的发展，古代烙法排脓方法随着老一辈中医外科大夫的过世，也慢慢地淡出人们的视野。可能一些青年学生只在中医的教科书里知道烙法，而没有亲眼见过中医在临床上是怎样使用烙法治病的，更没有亲自使用传统的烙法给患者排脓的。天津中医药大学第一附属医院的一些老中医，坚持并革新传统的烙法，开展了粗火针烙法治疗体表脓肿的临床研究，取得了疗效明显、组织损伤少、患者痛苦小、创面愈合快、疤痕（音 bāhén）小、不影响美容、费用低廉的临床效果，受到中西医同行好评。

至于香熏，在古代曾是宫廷和士大夫文人高雅时尚生活的一个组成部分，它的清洁居室、防治疫病的作用，正在被当代中国的成功人士追捧。目前，在中国各大城市，香熏渐趋时尚，香熏已成为白领阶层健康生活的一部分。

理学疗法，古已有之。"艾炷灸额，瓜蒂歇（喷）鼻"①，即艾炷可以灸额治病，瓜蒂能够吹鼻取嚏（音 tì）。医学史上最有影响的应是清人吴师机所著《外治医说》一书，刊成后更名《理瀹骈文》，是其集大成之作。他主张通过外治法来兼治内外诸病，尤倡以膏药为主，附以熏、熨、烙、敷等法治病，在中医治疗手段中，别具一格，影响至今。

---

① 参见〔清〕吴师机《理瀹骈文》。据人民卫生出版社 1955 年影印本。

总之，刮、按、烙、蒸等传统的中医疗法，是中医外治的好方法，有着悠久的历史。由于它具有操作简便、保健效果明显、费用低廉等多种优势，正在被越来越重视身体健康的中国人重新认识、重新利用。面对各种药物的副作用，人们在反省人与自然关系的时候，会更加亲和自然、崇尚自然，会更加崇尚适合自己的各种自然疗法、绿色疗法。

主题词：理学疗法　特色治疗

第四篇

"有病不治，常得中医"几种解释的选项

> 阅读提示："有病不治，常得中医"的两种解释；李柱
> 国为什么把天下的医书分成四类，而缺失脉学和药物
> 学两大类医书；道教医学最重要的主张是疗病不用医
> 药；治病求本，让患者得到彻底的康复是中医学永恒的
> 魅力。

中国古代有句谚语能反映中医学在古代的状况和民间对医
学的看法，那就是出自《汉书·艺文志》的"有病不治，常得中（音

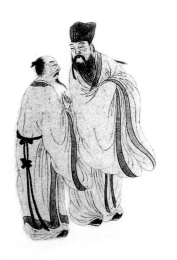
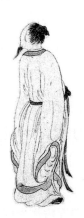

有病不治，常得中医

有人认为，有病与其被庸医误治，不如不治，疾病有时也能自愈；还有人认为，有病不治，相当于找了一位中等水平的医生看病。

zhòng）医"。① 这句话初次听到很是费解，后来，人们对它的解读也颇有意思，好像与字面的意思不很贴切，归纳起来大体有二：第一，认为有病与其被庸医误治，不如不治，疾病有时也能自愈。现如今江苏一带的百姓还认为不服药为中医。② 这种解读是在预设病人被庸医误治的前提下与民谚的意思相互衔接，多少有增字解经之虞（音 yú）。第二，认为有病不治，相当于请了一位中等水平的医生看病。这是因为医生的医术有高有低，求医服药就会有得有失，去掉两端的情况，折衷一下，而不求医不服药，等于找到了一位中等水平的医生，病也能治好一半。这种靠机缘上的换算，多少带有偶然性，把求医服药看作是负面作用大于正面作用的一件事，现在不是还有人提倡求医不如求己吗？其实，有病还是去医院找医生为妥，不可隐忍而贻误最佳治疗时机。

李渔曾专门作文阐述对这句谚语的看法。李渔把这句话比喻为"八字金丹"，因为它挽救了社会上很多处于危急的生命。可是他也认为，在刚刚得病的时候说这句话，别人会说你是一个愚蠢的人。等到请过了医生，什么苦都受过了，什么药都吃过了，办法用尽了，而病情却依然如故时，你才会觉得这句话说对了。

---

① 〔汉〕班固《汉书·艺文志·方剂略·经方》。据中华书局点校本。

② 〔清〕钱大昭《汉书辨疑》："今吴人犹云不服药为中医。"

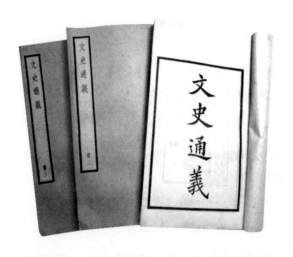

《文史通义》

清代国学家章学诚认为，医学书籍应该由医经、诊脉、方剂、药物四部分组成。

李渔先生是个泛药物论者，他认为本草书中记载的药物都是医治不死病的，除此之外，还有许多药物也能治病，但未写在本草书上。如他认为，你酷爱的东西可以当药；你急需的东西可以当药；你一心钟爱之人，可以当药；还有像你一生未见之物、平素常常喜欢做的事情，甚至是你生平最痛恶的人和物忽然被除掉，也可以当药。李渔把它们统统写进《笠翁本草》①。其实笔者读到这些可以充当"药物"的论述，深感《笠翁本草》中的"药物"，多是从情感方面入手治病的，属"解铃还须系铃人"之类。但治疗身体上的毛病，乃至精神、心理上的疾患还得找医生，心理疗法与药物疗法相结合才是最佳选择。

据记载，汉成帝是在公元前26年8月下令校（音 jiào）正全国图书的，其中派了当时皇帝身旁的太医总管李柱国整理医药类图书，但不知道为什么李柱国把医药方面的图书分成四类，却没有脉学和药物学的书籍。清代国学家章学诚为此曾提出过质疑，认为医学书籍应该由医经、诊脉、方剂、药物四部分组成。而诊脉和药物的书籍在汉代时都已经存在，为什么没有被收录，反而把房中（即性医学）和神仙（即养生医学）两大类充当医学书籍②，这究竟是为什么？最好的办法是还原历史，再现历史的场

---

① 〔清〕李渔.闲情偶寄［M］.天津：天津古籍出版社，1996.

② 〔清〕章学诚.校仇通义［M］.北京：中华书局.1985.

景。现在，由于太医大总管李柱国的资料缺失，他的学术思想倾向已无从考证，只能通过对史料的分析，窥（音 kuī）视一二。有医史研究学者认为："两汉整体而言，在相当程度上，汉代无论官方或民间，治疗疾病的行为形态，仍可以巫、医、道三家并致——巫术、医技与道教法术并用。"这种现象的形成与"医者术艺的含混性（或包容性）""病者亲友故旧好生恶死的心态"有关①。

陈寅恪先生认为"（中国）医药学术之发达出于道教之贡献为多"②。道教在中国被看作唯一的土生土长的宗教，它和目前世界性的三大宗教（基督、伊斯兰、佛教）不同的地方是它不研究人死了以后怎么样，它所重视的是人活着的时候如何养生、长寿，以至长生不老、成仙等，这些正好和医学的某些目的、趋势殊途同归。显然，把神仙（养生医学）归入医学一类，李柱国的思想里有道教医学的倾向，至少在当时他是非常重视道教医学的。于是，有学者认为，在上古的巫医和宋元以后的儒医之间的中古时期，有所谓的道医或道教医学的时期，而汉代正好处于这个阶段的前期。道医最重要的主张是疗病不用医药，而用"宗教疗法"，

---

① 金仕起.古代医者的角色——兼论其身份与地位［M］.北京：中国大百科全书出版社，2005.

② 参见陈寅恪《天师道与滨海地域之关系》。

如祈祷、符咒等手段。学者还认为，如果把鬼神看作是生病和治愈疾病的主导力量，就容易产生"医药不足赖"的轻视世俗医学的后果[①]。

究竟过去对这句民谚的解释是重视世俗医学，还是轻视世俗医学呢？按照传统的几种解释好像完全是为了患者着想，其实各种解释都是说了句明白的废话。良医与庸医都是相对而言，关键是人如果生病，第一时间就应该去看医生，而不是等待疾病的"自愈"，这不是自然疗法，而是一种期待超自然力量的思想在作怪。假托是遏止庸医如何如何，而实质是讳疾忌医，这恰恰是被后来的各种伪医学和各种迷信方法所迷惑的一个重要原因。人们不能认为医所达不到的目的，就是医学的失败，而恰恰是医学进步的一个必要的阶梯。医学是研究对象不固定的、永远不会终结的一门学科。

中医学理论不否认患者自身的康复能力，但是也不拒绝医生用药物及其他手段帮助治疗。如"已病防传""未病防变""已变防逆"的积极治疗手段；如病初愈，促进患者自愈的阴阳自和法和防病复发的各种方法。总之，在"治病求本"的原则下，让患者得到彻底的康复，是中医学永恒的魅（音 mèi）力。

---

① 林富士．礼俗与宗教［M］．北京：中国大百科全书出版社，2005.

对"有病不治，常得中医"民谚的解读，实际上涉及的深层次问题是对治疗、用药优劣的评估，反映的是人们对这一问题的纠结心态。"是药三分毒""两害相权取其轻"恐怕都是我们权衡利弊得失的同一问题的不同侧面。

主题词：有病不治　常得中医

伍 · 人文中医

健康是一种修养，

是一种文明，

是一种文化，

归根到底也是一种生活方式。

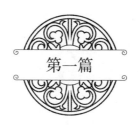

第一篇

健康也是一种生活方式

> 阅读提示：历史上士大夫、文人与医学家交友是一种时尚；儒、道两家思想对士大夫、文人的深刻感染；"良相"与"良医"身份的互相转换；与医结缘是士大夫、文人独具的文化印记。

当你翻阅中国历代医学典籍的时候，你会发现有许多医著原本不是医学家编著的，而是一些当时的士大夫、文人所为。如出身仕宦（音 huàn），曾在台阁供职（即当时宫中的尚书、门下两省，相当于今日的办公厅官员）的唐朝人王焘所编著的《外台秘要》，就被誉为中医治疗学的重要参考书籍。唐代著名诗人、哲学家刘禹锡，曾任职监察御史（相当于今日的监察官员）、苏州刺史（相当于今日的苏州地方官员），就写有《传信方》两卷，至今仍有辑录本在医界传承。特别是著名的《苏沈良方》一书，它的作者竟然是宋代科学家沈括和大文豪苏轼（字东坡）。沈括在西方很有名望，曾被英国的李约瑟先生称赞为"中国整部科学史中最卓越的人物"[①]。再如，近代辛亥革命时期的革命家和国学家章炳麟（字太炎）先生也是中医药的热心迷恋者，他除了是个职业革命家之外，还精通中医的伤寒霍乱、黄疸及猩红热等病症的医治，并发表过很多篇论医的书牍（音 dú）和医学考证文章，在中国医学史上被传为佳话。如此，在中国医学史上还有许多非专职医者因与医学有所牵连而名于世。为什么有这么多的官员、文人热衷中国传统的医药学，且精通之深又被学者叹为观止呢？若说古代士大夫、文人多和佛禅结缘成为历史上的一种时尚，那是因为背后有儒、道、释文化归一所支撑。而士大夫、文人多和中医学亲近，就远比与佛禅结缘复杂多了。中医俗语中早就有"文人学医，笼中捉鸡"的说法。从表面看，是说文人学医比较便当；骨子里，是中医的文化形态更易于受到士大夫、文人喜爱。中国的士大夫、文人自幼读孔、孟之书，传习圣人之道，其核心就是仁爱的精神，

① 参见〔英〕李约瑟《中国科学技术史》。

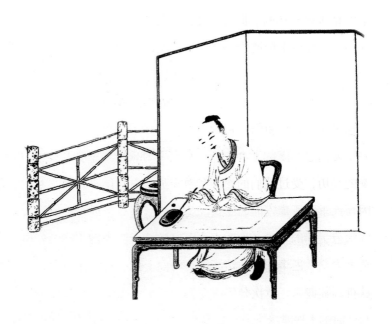

秀才学医，笼里捉鸡

中医俗语中早就有"文人学医，笼中捉鸡"的说法。从表面看，是说文人学医比较便当；骨子里，其实是中医的文化形态更易于受到士大夫、文人喜爱。

因此孔、孟的书就称得上是国人内外生活的支配者。[①] 旧时士大夫、文人视"《论语》如饭，最宜滋养；《孟子》如药，最宜祓（音fú）除及兴奋"。[②] 两者虽有所差异，但都以论述人的修养见长。健康的生活方式也是历代士大夫、文人所追求的一种文明、一种修养，并且是构成他们全部生活的重要组成部分。像苏轼就深信人的精神是不朽的，但身心却又是无法分割的，尽管他一生仕途坎坷，而在追求精神的愉悦外，同样追求身体的长生久视。[③]

中国的士大夫、文人素来是喜欢交友、重视人脉关系的，在交友中又往往注重情投意合，而非一时的利益关系。这些为医学发展做出过贡献的士大夫、文人大多与当时的著名医学家有交过友的经历，受过他们的影响和熏陶那是自然的。相传，苏轼就曾因臂疾求医于庞安时，庞是当时的一代名医，后来他用针灸的方法治愈了苏的臂疾，由于两人都对医学有浓厚的兴趣，最后成为莫逆之交。国学大师、革命家章炳麟也曾有过与当时医林名家恽铁樵、陆渊雷、章次公等人亲密交往的历史。可见士大夫、文人与当时的大医学家交友也算是历史上的一种时尚，一直延续至今。

---

① 梁启超.国学要籍研读法四种［M］.北京：国家图书馆出版社，2008.

② 同上。

③ 林语堂.苏东坡传［M］.台北：远景出版事业公司.2003.

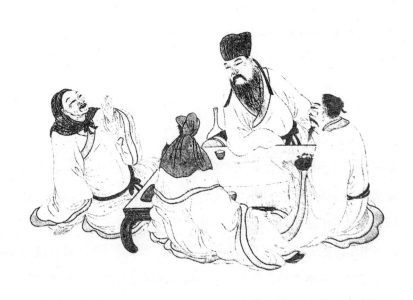

士大夫、文人与当时的大医学家交友是一种时尚

中国的士大夫、文人素来是喜欢交友、重视人脉关系的，在交友中又往往注重情投意合，而非一时的利益关系。这些为医学发展做出过贡献的士大夫、文人又大多与当时的著名医学家有交过友的经历，受过他们的影响和熏陶那是自然的。

在中国，儒、道两家的思想是深刻影响着中国人生活的两种重要思想，中医学在创立的初期也都吸纳了这两家思想的精华。中国旧时的士大夫、文人也是兼收并蓄，只不过对于每个人来说，接受哪家的思想多一点罢了。"儒道互补"造成许多文人的外"道"内"儒"的双重人格，如他们一方面主张道家的"避世"，另一方面又主张儒家的"济世"，做"良医"；一方面寄情山水，获得精神上的解脱与自由，另一方面又主张尽到自己的社会责任。在公元前2世纪时，把"儒术"定为"独尊"以前的一段时间里，道家学说的"自然天道观"一直被许多读书人视为生活、处世的最高境界。他们淡泊功名，认为"美好者，不祥之器"。[1] 意思是说，凡是美好的东西，都容易招来灾祸，所以中国古代至人有隐居避世为荣的思想，道家学说的创始人老子本身就是一个"隐君子也"。[2] 何处可隐居？"不居朝廷，必隐于医卜"。何人居朝廷，何人又隐于医卜呢？"达[3]则为良相，不达则为良医"。[4] 可见，古代至人或者做官治理天下，或者做医生为人治病，不外乎这两条道路。于是就有了"不为良相，当为良医"的格言。这样中国古代做医生同做官员一样，都要肩负济世救民的使命，都要有"仁

---

① 参见〔汉〕司马迁《史记·扁鹊仓公列传》。刊汲古阁本。

② 参见〔汉〕司马迁《史记·老子传》。

③ 达：顺也；办事畅通无阻之谓也。

④ 〔明〕肖京．轩岐救正论〔M〕．北京：中医古籍出版社，1983．

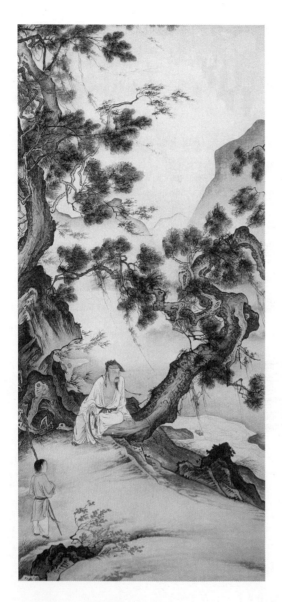

古代至人以隐居避世为荣

凡是美好的东西，都容易招来灾祸，所以中国古代至人有隐居避世为荣的思想。

爱"之心。前者施民以"仁"政，后者要施民以"仁"术，只不过是"济世救民"的方式不同罢了。从"良相"和"良医"的使命看，"良医"并不是"良相"的一种退隐，而是共同实践"仁"道的不同方式。于是，就出现两种情况，一些士大夫虽然身在官场，但却不忘记做"良医"之事，如同京剧中的票友，他们雅玩中医，又非常便当，不失儒雅的风度；另有一些人干脆从"良相"转换成"良医"。前者如文中开头所举之例是也，后者如公元3世纪的著名针灸学家皇甫谧是也。皇甫谧出身名门之后，原本是一位文学家、历史学家，因他的人品和才能出众，多次受到皇帝的征召，完全有做官的机缘，但都被他婉言拒绝。这时他本人正患有严重的风湿病，更悟生命之可贵，于是，他开始转而钻研医术，写下传世医书《针灸甲乙经》，并传到朝鲜、日本及法国等国家，皇甫谧也成了中国医学史上一位名气很大的医学家。后来的医学家曾这样评价说：你要想做个顶级的医生，《针灸甲乙经》是必读的书籍之一。[①]无论是皇甫谧做人的"立德"，还是做事的"立功"、著书的"立言"，都对后世的医学家产生了巨大的影响。

人们在解决温饱问题以后，当健康作为一种生活方式、一种文化的时候，便是人们纷纷追求的下一个时尚。对于这一点，古今都是同一个道理。当下，人们越来越认识到生活方式的不健康

---

① 参见〔唐〕孙思邈《千金要方·大医习业》。据1955年人民卫生出版社影印宋刻本。

已经成为许多疾患的主因，因此，健康应从生活方式的精细处做起，养成科学、健康的生活习惯与方式。就饮食而言，要做到上述要求，就应注意以下十点细节：

1. 注意饮食荤素、粗细的合理搭配，让营养更加均衡；

2. 科学控制每天吸收和消耗的蛋白和热量；

3. 对饮食做多样性的安排，多食符合季节性、健康需求的应季食品；

4. 注意食品的烹调方式，能用（温）凉油的不用热油，能蒸熟的不炒熟，能拌菜的不炒菜，少食煎、炒、烹、炸和腌渍食品；

5. 即使合格的食用油和调料，也不要长期、反复使用同一品牌；

6. 要使用安全无毒的食品包装袋；

7. 注意食用容器和餐具的安全；

8. 少食保质期过长或加工的食品；

9. 营养食品，由源头食品代替会更安全；

10. 不要忽略了饮水的养生作用。

在中国历史上，一般说来，士大夫、文人都是社会上最先解决温饱问题的阶层，他们对身体的关注有更多的物质基础。他们大多从自身的精神追求和健康因素出发，或去参与医事活动，或修身养性，提高修养与境界，特别是对生活有着乐观态度，做到了身心兼养，达到了养生长寿的目的。因此知医、懂医、与医结缘也就成了这个阶层独具的文化印记。

主题词：健康生活　良相良医

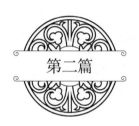

第二篇

穷人看病，富人埋单

阅读提示：历史上解决贫困百姓因病受阻的问题有三个路径；社会医疗需求与民间的"贱""便""验"的行医特点；"富人看病，穷人吃药"是有利百姓的潜规则。

解决穷人看病难的问题，自古以来都是一个社会问题。

《长江商报》曾报道，来自重庆特困家庭的 31 岁女子，因患子宫癌要动大手术，在多方筹款未果的情况下，通过按揭贷款，

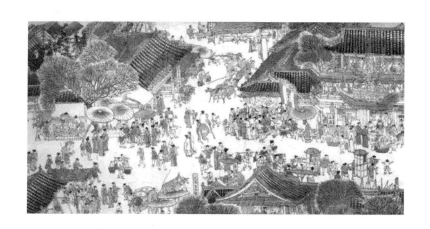

宋代安济坊

宋代开始正式建立类似现代的公立医院，当时名叫安济坊，用来"养民之贫病者"。公元1143年，部分地区明文规定"将城内外老疾贫乏不能自存之人养济，病人给药医治"。可见，当时的安济坊是个社会福利机构，不仅给贫病的人施医舍药，而且还担当赡养无人抚养的老年人。

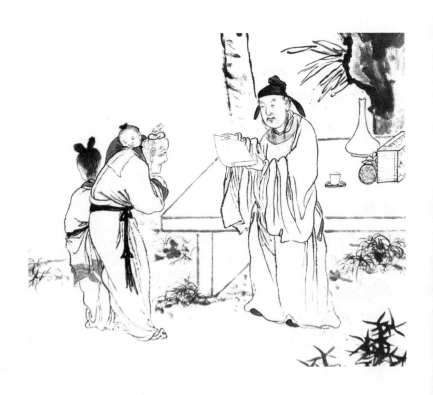

古人赠诊赠药

在古代，大量的未曾普惠到的穷苦人，则靠一些医生的直接赠诊赠药得到帮助。

顺利接受手术，渡过难关，并引起一轮新型医疗模式的讨论。[1]
贫困百姓生病因贫受阻的问题在历史上同样存在。

根据文献记载，历史上解决这个问题主要有三个路径：

路径一：由当时政府组织医疗机构免费给予治疗。如公元2
年时，黄河流域曾发生过一次旱灾，当时汉朝皇帝就选了一个合
适的地方，建立了类似我们今天的医院，安排了医生、购买了草
药，免费为百姓治病。现代医学专家认为，这可能是中国历史上
第一个公立的临时时疫医院。[2] 直到宋代，才开始正式建立类似
现代的公立医院，当时名叫安济坊，用来"养民之贫病者"。公
元1143年，部分地区明文规定"将城内外老疾贫乏不能自存之人
养济，病人给药医治"。[3] 可见，当时的安济坊是个社会福利机构，
不仅给贫病的人施医舍药，而且还担当赡养无人抚养的老年人。

路径二：靠各种类型的慈善机构。如公元491年，江苏吴兴
一带发生水灾，疫病流行，当地的富人竟陵王把自己的住宅拿出

---

① 参见2010年7月21日《中国中医药报》第3版。

② 任应秋. 医院的建立 [M]. 重庆：重庆出版社，1958.

③ 金中枢. 宋代几种社会福利制度 [M]. 北京：中国大百科全书出
版社，2005.

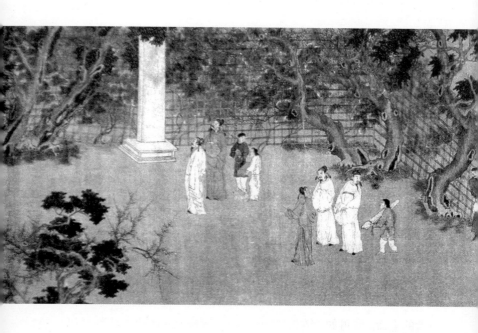

李东垣赠药方救人

有一年，在河南省与山西省交界处暴发了一种流行病，因病死去的人接连不断。著名医学家李东垣就把医方刻写在一个木头上，并且竖立在人们往来、热闹的地方，为的是让更多的人能够看到他的有效医方。当时，百姓纷纷前去传抄，挽救了很多患者的生命。

来做临时诊所，为贫困的病人免费诊治，这可能就是中国最早的私立慈善医院。再如公元497年，当时北魏皇帝在洛阳建立了一个叫"别坊"的机构，派遣了四位医生，购置了许多药物，为因病无力医疗的穷苦人诊病，这可能就是最早的公立慈善医院。①

　　路径三：大量的未曾普惠到的穷苦人，则靠一些医生的直接赠诊赠药帮助。医生对穷苦病人的赠诊赠药，有的时候是在大规模暴发传染病的时期。如历史上有一年，在河南省与山西省交界处暴发了一种头面红肿、咽喉不利的流行病，当地医生查遍了历代方书，也没能找到医治这种流行病的方法，结果因病死去的人接连不断。这时家住河北省的著名医学家李东垣知道后，非常同情这些病人，他废寝忘食，研究病情的来龙去脉，创制了一种可以制服这种流行病的医方，通过实验，果然有疗效。于是，李东垣就把医方刻写在一个木头上，并且竖立在人们往来、热闹的地方，为的是让更多的人能够看到他的有效医方。当时，百姓纷纷前去传抄，挽救了很多患者的生命。②再如，清代医学家陈念祖在地方做官时，正遇上当地闹水灾，发生大规模流行病。于是，他就自己出钱，为患病的百姓拟定医方赠诊赠药，结果，使很多病人得到救治。③还有就是在

---

① 任应秋. 医院的建立［M］. 重庆：重庆出版社，1958.

② 〔元〕砚坚《东垣老人传》。天一阁抄本。

③ 参见《清史稿·艺术传》。

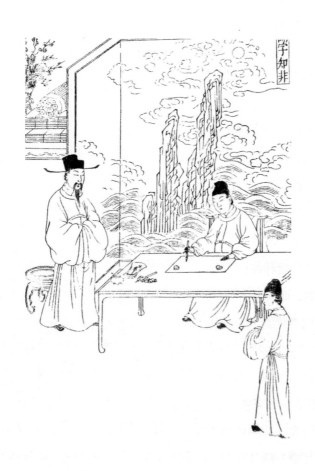

富人看病，穷人吃药

旧时大夫在富人看病时多收些钱财，然后拿出一部分让穷苦的病人也能看病、吃药，这就是民谚所说的"富人看病，穷人吃药"。

平时医生遇到贫苦的病人时就自掏腰包，为穷人治病埋单。文献上有过这样的记载，明代人高启曾参与《元史》的编纂工作，为了收集能为后人树立榜样的旧事，隐居乡间。有一天，一个叫赵子贞的贫困人到他家讲述了自己一家的遭遇，说他们一家包括妻儿老小从淮南东归，由于在路途上的艰辛，到家后全家都病倒了，无一人幸免，这时全家人谁也照顾不了谁，连送点汤粥的人都没有，嘘寒问暖的人更是不见踪影。全家人都很失望，认为这次必死无疑。当全家濒临死亡的关头，只有邻里有个叫何子才的大夫每日能来家看望，而且免费赠医赠药，赵子贞一家又产生了生的希望，并充满感激之情。何子才大夫每日辛劳却没有丝毫疲倦的神色，就这样，赵子贞一家一个月后就都痊愈了。赵子贞家里很贫穷，过去没有给过何子才什么好处，而何子才大夫挽救赵子贞一家的性命，也不是想从他们家里得到点什么，完全是有一种帮助别人摆脱困难的善心在支配他。①

如果让大夫经常去帮助穷苦病人埋单，大夫也不会坚持很久，所以，旧时大夫的主要办法就是富人看病时向富人多收些钱财，然后拿出其中一部分钱财让穷苦的病人看病、吃药，这就是民谚所说的"富人看病，穷人吃药"。从这个角度看，许多大夫都成了"慈善家"了，富人看病的钱财通过大夫转用到贫苦病人的身上。根据文献记载，清代文学家袁枚曾诊治左臂的疾患，找到江苏吴

---

① 〔明〕高启《赠医师何子才序》。明正统九年刻本。

江县的名医徐灵胎大夫。因两人彼此了解，素有交往，徐灵胎不仅热情款待了袁枚，还赠送了一丸丹药。当时有一位了解徐灵胎大夫的朋友说，这是袁先生的幸运啊。如果是其他的患者请徐大夫诊病，一次就要收黄金十笏（音 hù）。[①]道出了当时医生收费的秘密。可见，当时医生的诊费是很昂贵的，一般贫困人家是难以支付的。

有了以上三个路径，再加上社会上有大量的贱（指治病价格低廉）、便（指诊病方便）、验（指疗效明显）的民间医生，一般平民百姓看不起病的问题就会得到缓解。

"富人看病，穷人吃药"，未见历代政府有明文的规定，完全是历史形成的一种社会"潜规则"，也可以看作是"良心"的潜规则，这种有利于贫穷人的潜规则古人尚且可以做到，我们呢？！

主题词：赠诊赠药　普惠百姓

---

① 参见〔清〕袁枚《小仓山房文集卷三十四·徐灵胎先生传》。据《四部备要》本。笏：原本是君臣朝会时所执的手版（版，也写作板），此指用黄金铸成似笏的条子。十笏，是说当时看病所收的诊费很多。

第三篇

民间医——中国古代的"全科"医生

阅读提示：中国古代医生的分类；民间医的两种行医方式；民间医的治病特点；民间医的神秘色彩和悲剧人生。

旧时，中国的医生分两大类：一类是御医。顾名思义，就是皇帝御用的医生。御医，又称为太医，他们是专门侍奉皇帝及其周围皇亲国戚、高官、贵族们的，吃的是皇粮，类似今天国家公务员的待遇。据文献记载，御医也有等级之分。每年年终时，就会对御医进行考核并制定相应的等级"工资"标准。"十全"为上，

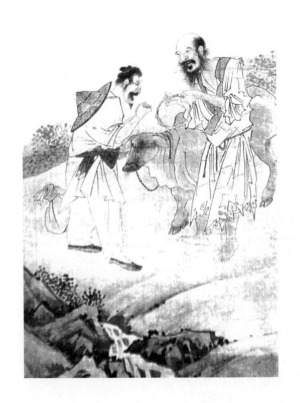

民间医生

民间医的人数庞大，他们的行医方式分为两种：一是坐堂医，一是走方医。坐堂医，行医地点固定，医生往往在自家或著名的药店店堂的前面诊病；走方医则走街串巷，送医上门，对行动不方便的患者，可谓是一种福音。

即治愈率在百分之百的，才能被称作是上等水平的医师，拿第一等的俸禄。这种事发生在公元前3～8世纪，恐怕也算是最早的按劳取酬（音 chóu）、绩效工资了。[①]以后历朝历代都有管理大夫的机构，只不过是名称不同罢了。如汉代在少府下设太医令一职，掌管各个大夫；唐代在殿中省（相当现代的办公厅）下设尚药局，专有尚药奉御二人，主管御医；宋代医官属翰林医官院管理；明代专设太医院等。

另一类是人数庞大的民间医群体。民间医按行医方式分为两种：一是坐堂医，二是走方医。坐堂医，行医地点固定，医生往往在自家或著名的药店店堂的前面诊病，在大夫身边的药店抓药，十分方便和快捷。同仁堂、胡庆馀堂、陈李济、雷允上等都是具有一二百年历史的著名老字号药堂，也是中国药堂的代表。走方医则走街串巷，送医上门，对行动不方便的患者，可谓是一种福音。

民间医这一"坐"一"走"，无论行医方式有什么区别，都是服务于广大中下层百姓的医生。这样上至御医，下至民间医，都有特定的服务对象，构成了整个中国古代社会的医疗服务体系，他们也都为中医学的发展做出了各自的贡献，不可厚此薄彼。

---

① 郑玄注，贾公彦疏《周礼注疏·天官·医师》："岁终，则稽其医事，以制其食。十全为上，十失一次之，十失二次之，十失三次之，十失四为下。"

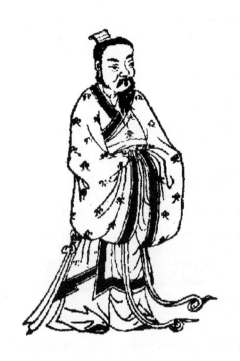

扁鹊

民间医因服务于最基层的老百姓，且又精通各科，医术全面，所以被看作是古代的"全科"医生。中国最早的民间医叫秦越人，因为他医术高超、全面，百姓就送给他一个绰号叫扁鹊。

无论是御医还是民间医中都有名医，即国医存在。因此民间医中的名医也有做过御医的，像清代名医徐灵胎就曾在乾隆年间两次应皇帝聘请为宫中的高官治病。①

民间医因服务于最基层的老百姓，且又精通各科，医术全面，所以被看作是古代的"全科"医生。据史料记载，中国最早的民间医叫秦越人，因为他医术高超、全面，百姓就送给他一个绰（音chuò）号叫扁鹊，他在公元前 3 世纪时就能做到随当地风俗不同而改变行医的科目。文献记载说，他在河北一带行医时，听说这里都很尊重妇女，就做了妇科的医生，为妇女治病；到了河南洛阳，他听说那里人都尊重老年人，就做了老年常见病的医生；来到秦国的都（音 dū）城陕西省咸阳，他听说那里的人都喜爱儿童，就又做了小儿科医生。秦越人医术全面，行医灵活，所以他无论走到哪里，都受到当地百姓的欢迎。你看，他多么像今天社区里的全科医生啊！

民间医的服务对象是平民百姓，这就使古代的民间医在行医时形成另外三个特点，这就是民间医治病"贱""验""便"。所谓"贱"，就是用药治病时不取贵重的药物；所谓"验"，就是治病有效验，疗效要好，否则就会在竞争中被淘汰（音 táo

---

① 〔清〕袁枚《小仓山房诗文集·徐灵胎先生传》："两蒙圣天子蒲轮之徵。"据《四部备要》本。

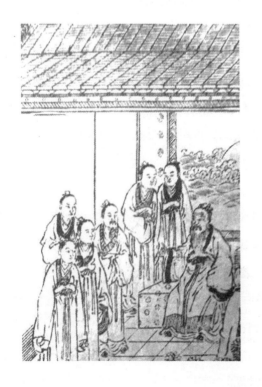

中医传承

民间医中的走方医多是通过口传从老师那里掌握医道的。所以，当有人询问他们所学习的医道时，多数人只知道怎样去治病，却说不出这样做的理由。

tài）；所谓"便"，就是方便就医，因为走方医就像是今天马路上的出租车，需要时，就可以随时找到。如果这三个方面都能做得很好，老百姓就会认定你是个良医。

民间医中的走方医多是通过口传从老师那里掌握医道的。所以，当有人询问他们所学习的医道时，多数人只知道怎样去治病，却说不出这样做的理由。从秦越人扁鹊受"禁方"于长桑君开始，到后来的走方医对自己医术秘而不宣的态度，使他们身上蒙上了一层神秘的色彩。再加上民间医治病时能大胆采用奇妙的治法、高明的医方，往往会被一些国医们看不习惯，而遭到诟病，甚至遭嫉妒。明末，上海有位著名的民间医生叫李中梓。当时，还有一位大医学家叫王肯堂，年已八旬，患了泄泻病（俗称拉肚子），自己治疗，效果不佳，别的医生都认为这是他年老体弱造成的，应用些药补一补，但还是不能治好他的病，只好去请李中梓大夫。李大夫前往诊治，认为王肯堂虽然年纪大了，但体胖多痰湿，虽患的是泄泻病，还需用通利的药物给他清洗一下肠胃。李中梓的这种打破常规的治法，在其他大夫看来，是一种不可思议的冒险的方法。结果，李中梓按自己的诊断，给他服用了通利药，把体内的痰涎泻出，疾病也就痊愈了。因此，民间医往往会遭到一些人，特别是太医们的猜忌。然而长期的医疗实践，再加上所见病种弥多，民间医的治疗会有奇效出现。因此，在中国医学史上出现过"御医"向民间医求技（医术）求帮助的事情，[①] 甚至发生某些"御医"因自知技不如民间医而派人刺杀民间医的惨剧。扁鹊最后就是被秦国的太医令派人刺杀而身亡的。[②] 但是，民间医在建构平民百姓的医疗网络上，在解决大众健康、生存繁衍（音 yǎn）上，在推动中医学临床实践的发展上的功绩和历史价值都是不可忽视的。

随着老龄化社会的到来，老年人的健康和医疗问题显得尤为突出，社会呼唤更多的全科医生能服务于社区、家庭的第一线。有着几千年民间医历史的中医学，或许会给今天提供更多健康管理及医疗上的史鉴。

主题词：随俗为变　"全科"医生

---

① 〔清〕赵学敏《串雅内编》："昔欧阳子暴痫几绝，乞药于牛医；李防御治嗽得官，传方于下走。"据清光绪十四年榆园刊本。

② 〔汉〕司马迁《史记·扁鹊仓公列传》："秦太医令李醯自知伎不如扁鹊也，使人刺杀之。"

第四篇

亲情——老龄人群的"养老院"

> 阅读提示：家是社会最重要的组成细胞，亲情是维系家的重要元素；"老有所养"是亲情的重要体现；民间藏有大量有效验方，是家族重视养老的直接证据；古代家庭与社会"二元化"的养老体系；现代养老方式的嬗变。

近几年来，有一首叫《常回家看看》的歌曲十分流行，可以说家喻户晓。歌曲所呼唤的与传统养老方式密切相关的亲情，在现代社会里是对传统养老方式的回归，还是不符合现实社会的实

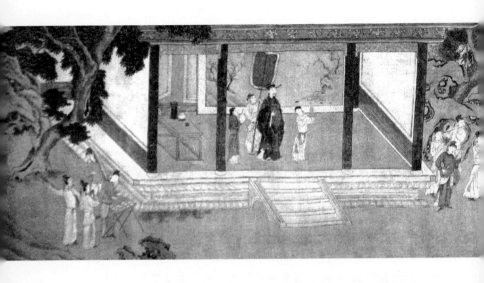

四世同堂

人的生、老、病、死是一种自然规律，"老有所养"是人类共同面临的课题。中国在很长的历史时期中，基本由家族"亲情"来承担这个社会职责。

际？曾引起过学术界的热议。[①] 但"一份《农村老年人自杀的社会学研究》让许多人震惊"，"已经严重到触目惊心的地步"。[②] 老人之所以自杀，除了生存艰难、疾病缠身，更重要的原因，是缺乏亲情。

在过去的几千年里，中国社会一直是以家族为基础的宗法社会。家，是社会最重要的组成"细胞"。因此"国之本在家"[③]。家宁，国家就安宁。在宗法社会里，家长是家里年龄和辈分最大的长者，有着至高无上的权力。同一家族又喜欢四世（代）同堂、五世（代）同堂，以显示家族的人丁旺盛和显赫（音 hè）。这样的家族几代人住在一起，就像是一个"小社会"一样庞杂。家族的发展与繁衍都要靠这个"小社会"自己去解决，其中传宗接代就成了每一个家族的头等大事。"不孝有三，无后为大"是中国社会人口极度膨胀和形成纳妾等陋习的重要原因，同时也衍生出"养儿防老"的生育观。

新陈代谢乃宇宙根本大法，人的生、老、病、死也是一种自然规律，"老有所养"是人类共同面临的课题。中国在很长的历

---

① 参见《中国青年报》2011 年 1 月 6 日。

② 见：2014 年第十七期《半月谈》杂志，朱旭东文。

③ 杨伯峻 . 孟子译注 . 北京：中华书局，1960.

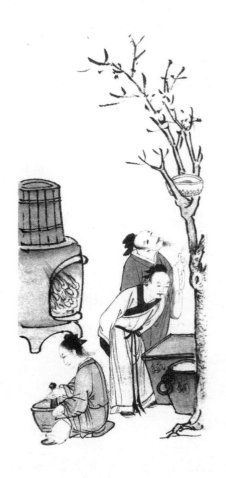

在许多家族中有重视医药的传统

早期，特别是在一些士大夫、贵族等大家族中尤为明显。如六朝时期
的颜之推，以"家法最正"闻名，其中最为超前的是他的"道""术"
都重视的理念，如对医学家，他极力推崇陶弘景、皇甫谧、殷仲堪等
医林高手，对治家来说，他提倡"微解药性，小小和合"，用来"居
家得以救济"，并以为对家族是一件胜出的好事，故将此写入《颜氏
家训》之中，勉励后人，重视医事。

史时期中，基本是由家族"亲情"来承担这个社会职责。早在两千五百年前，孔子在世时就曾忧虑过这个问题。他说："我的志向就是使老年人得到安逸，朋友信任我，年轻人有所归向。"① 具体又怎样奉养老人呢？孔子首先认为要"慎终"②，即谨慎地对待父母的死亡，做到"老有所养"。其次要"事之以礼"③，即父母活着时，要依规定的礼节侍奉他们。但孔子还认为，供养只是一般动物所共有的本能，如果不能敬重父母，那养活爹娘就和饲养狗、马没什么区别了。④ 在传统儒家思想影响下，老年人的奉养基本上由家族、亲情所承担。起初，晚辈只对长辈供养和关照。汉代王充就曾记载说："孝子之养亲病也，未死之时，求卜迎医，冀（音 jì）祸消，药有益也。"⑤ 这不就是孔子所说的要对长辈（父母）"慎终"的具体做法吗？请医"消祸"，不如懂医治病。做人子的岂能不知医呢？到了公元 5 世纪左右时，社会认为"不明医术

① 《论语·公冶长》："子曰：'老者安之，朋友信之，少者怀之。'"

② 《论语·学而》："曾子曰：'慎终，追远，民德归厚矣。'"

③ 《论语·为政》："子曰：'生，事之以礼。'"

④ 《论语·为政》："子游问孝。子曰：'今之孝者，是谓能养。至于犬马，皆能有养；不敬，何以别乎？'"

⑤ 〔汉〕王充. 论衡. 北京：古籍出版社，1957.

者，不得为孝子。"① 因为如果你不懂医术，即使是有能力请到100个医生守候病人，在家备好各种药物，也只能增加许多疑惑，而不能把病魔逐一赶走。② 基于这种情况，就形成了在许多家族中有重视医药的传统。早期，特别是在一些士大夫、贵族等大家族中，尤为明显。六朝时期的颜之推，以"家法最正"闻名，其中最为超前的是他的"道""术"都重视的理念。如对医学家，他极力推崇陶弘景、皇甫谧、殷仲堪等医林高手。对治家来说，他提倡"微解药性，小小和合"，用来"居家得以救急"，并以为对家族是一件胜出的好事，故将此写入《颜氏家训》③之中，勉励后人，重视医事。

1972年，在湖南长沙马王堆三号汉墓中，即轪（音dài）侯利苍之子的墓中，就出土了大量的汉代医学竹木简和缣（音jiān）帛医书。同年在甘肃武威旱滩坡也发现了大量的汉代医简。这些墓主人身份并非专门医学家，却能出土大量医药书籍，这就证明，早在汉代已在王公贵族家中开始重视医药知识了。而且，在这些出土的医学文献中又以实用性较强的医方和比较熟悉的地

---

① 〔唐〕王焘《外台秘要·序》。1955年，人民卫生出版社，影印崇祯十三年新安程衍道重刊本。

② 〔唐〕王焘《外台秘要·序》。版本同上。

③ 〔北齐〕颜之推.颜氏家训集解［M］.上海：上海出版社，1980.

方性药物居多。为此，中国中医科学院医史文献研究室认为，武威汉代医药简牍（音 dú）"基本上是医方性质的书……很少医学理论的内容……一般早期的医方著作则仅仅是医疗实践的记录……是西北当地医疗实践的记录"。[①] 唐代名医王焘在《外台秘要·序》中曾有过这样一段亲身经历的描写，王焘原本是皇帝身旁的一名官员，因个人婚姻的缘故，被贬（音 biǎn）做房陵（今属湖北）太守，后遇到大赦（音 shè），被安置到邻近山西省的一个地方。在举家迁移中，由于路途的辛苦，全家都染上了疾病，当时十个人中，就有六七人病倒，此时呼天唤地都没有用，只有依赖手里的经验方才保住了全家人的性命。这时王焘才被医方的神奇功效迷住，发奋要编写一本更完整的医方书籍来。所以在家族中，实用的医方、药物的书籍是最受欢迎的。至今，大量的验方仍散落在民间，都是当年方便料理家中病人的有效验方。[②]

由古代政府实施的社会养老始于公元前 2 世纪的汉文帝。文帝在位时即下了振（赈）穷养老的诏令，并令县、道两级政府对 80 岁以上的老人每人每月赐米一石，肉二十斤，酒五斗；90 岁以

---

① 参见《武威汉代医药简牍在医学史上的重要意义》一文，《文物》1973 年第 12 期刊载。

② 参见《中国中医药报》2009 年 12 月 3 日第 2 版《浙江永康李阿婆，7 年收集近千民间偏方》一文。

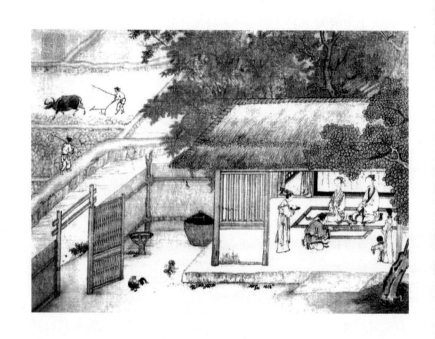

古代政府实施的社会养老制

古代政府实施的社会养老始于公元前 2 世纪的汉文帝。以后历朝历代政府都在不断完善。

上的每人多增加帛二尺、絮（音 xù）三斤。① 《续汉书·礼仪志》中还有"仲秋之月，年始七十者，授之以玉杖，饷之糜（音 mí）粥。八十、九十礼有加赐"的优抚老年人的举措。不过这些诏令和措施，多少给人以"作秀"的感觉。因为自古"人生七十古来稀"，活到八九十岁的人，在汉代恐怕不会太多。况且，八九十岁以前的奉养，还要靠自己的亲情。但它毕竟开启了社会（政府）奉养老人的先河。这以后，公元 6 世纪初，梁武帝也曾下诏，对单身老人，政府给予抚养，"赡（音 shàn）给（音 jǐ）衣食"。② 最值得称道的是宋代政府，专门成立了名叫"居养院"的机构，收养鳏（音 guān）寡孤独、老弱废疾的人。对于养老，政府专门制定了《居养法》。在年岁上，宋神宗元丰年制定的旧法规定，60 岁以上为老，合乎居养的条件。大观元年又把养老的年龄降为 50 岁以上，使养老范围更符合实际，也更人性化了。"居养院"里的老人，一般是指年老又孤苦无依者，有家有产业的不在居养之列。但依靠自家能力居养的，政府特设奖项，予以褒（音 bāo）奖。③

---

① 朱筠.纪昀，等.御批历代通鉴辑览［M］.长春：吉林人民出版社.1997.

② 参见《梁书·武帝纪》。

③ 王德毅.宋代的养老与慈幼［M］.北京：中国大百科全书出版社，2005.

我国从 1999 年就进入了老龄化社会，目前是世界上老年人口最多的国家，我国老年人人数占全球老年人总数的 1/5。有关学者预估，到 2040 年我国 65 岁以上老人将占全社会总人口的 27%。[①]更可怕的是，我国老龄化社会的特点是"未富先老"。处在转型期的中国，一方面，传统的孝道社会功能已经日趋微弱和瓦解，社会结构的变迁带来了家庭结构的变迁，几代人同堂的大家庭解体，家庭结构趋向于小型化、松散化，"孝"的伦理道德已不再强有力。人们学业、事业的成功，除主观因素外，家庭因素在社会化过程中，更多地让位于社会因素。另一方面，家庭功能弱化，部分功能转向社会。如家庭的赡养功能就通过保险业的发展逐渐向社会保障功能转移，老年人的家庭生活照料功能向社区功能转移，老年人养老方式也从单纯依赖血缘亲情走向依赖社会服务。养老观念正在中国悄悄地改变着。

"未富先老"的中国老龄化社会，养老除了要靠社会和政府提供的帮助外，传统亲情会在较长的历史阶段继续发挥着老年人群"养老院"的作用。

主题词：孝道亲情　老有所养

---

① 参见 2010 年 7 月 21 日李剑芒先生的新浪博客。

后 记

为弘扬中国优秀传统文化，普及中医药文化知识，讲中国故事，笔者2014年编著并出版了一部中医科普小书《中医的文化底色》。该书面世后，立即受到业内外专家、领导和读者的好评。

中国中医科学院院长、天津中医药大学校长张伯礼院士说，该书"御繁为简，深入浅出，以淡雅的文风、通俗的讲解，达到了'让外行读了有收获，内行看了有启迪'的效果"。（见张伯礼《中医的文化底色·开拓21世纪医学新天地》）

天津中医药大学原校长、老红军、现年98岁的资深中医教育家韩锡赞老前辈看了该书后说："中医不能没有'底色'，失去'底色'将会使中医消失。"

中华中医药学会学术顾问、中医药文化分会秘书长温长路教授亦说："该书（指《中医的文化底色》）通过对中国大文化与中医文化源与流、根与枝、母与子血肉关系的剖析，展现出中医文化那坚实厚重、色彩斑斓、炫目璀璨、引人入胜的根底和本色。"（见2015年4月1日《中国中医药报》第8版《大家小书亦辉煌》）

原中华医学会医院管理专业委员会常委、天津医院管理学会主任委员、著名医院与健康管理专家马骏教授2017年春节前见到此书后说："该书出版最合时宜，目前医院最需要的是人文关怀。"

该书出版后还以该书为依托，于2015年前后分别被列（选）入天津市科委中医文化普及项目和国家中医药管理局中医药国际合作专项项目——"一带一路"中医药国际教育培训基地教材，均收到了良好的社会效果。

该书作为"一带一路"中医药国际教育培训基地教材，笔者又在原文字和版面上，略作补充、修订和调整，并经山西科学技术出版社精心设计、编排，将以崭新的样式又要与广大读者见面了。笔者愿与大家一起分享中医学所蕴含的深厚人文精神，盼它能给更多的人带来健康的福音，因为分享是一种幸福！

日前，"健康中国"的集结号已经吹响，并已纳入了国家发展战略，中医药在其中的作用不可忽视，特别是一些基础性的工作更是不可或缺，"健康中国"行动应从普及健康的生活方式、健康文化做起。本书若能为此有所襄助，笔者将荣幸之至。

作者 罗根海

丁酉鸡年